医学博士
［日］**牧田善二**／著

范宏涛／译

最强体质

抗氧化、抗糖化、抗发炎的新饮食术

抗氧化

抗发炎

抗糖化

科学技术文献出版社

SCIENTIFIC AND TECHNICAL DOCUMENTATION PRESS

·北京·

图书在版编目 (CIP) 数据

最强体质：抗氧化、抗糖化、抗发炎的新饮食术 / (日) 牧田善二著；范宏涛译. — 北京：科学技术文献出版社，2023.2（2025.3 重印）

ISBN 978-7-5189-9464-9

Ⅰ. ①最⋯ Ⅱ. ①牧⋯ ②范⋯ Ⅲ. ①食物疗法 Ⅳ. ① R247.1

中国版本图书馆 CIP 数据核字 (2022) 第 145833 号

著作权合同登记号　图字：01-2022-3598

Fukenai Kansenshinai Byoukishinai Saikyou no Karada wa Syokuji de Tsukureru!
© Zenji Makita/Gakken
First published in Japan 2021 by Gakken Plus Co., Ltd., Tokyo
Simplified Chinese translation rights arranged with Gakken Inc.

最强体质：抗氧化、抗糖化、抗发炎的新饮食术

策划编辑：王黛君　责任编辑：吕海茹　责任校对：张吲哚　责任出版：张志平

出 版 者　科学技术文献出版社
地　　址　北京市复兴路 15 号　邮编 100038
编 务 部　（010）58882938，58882087（传真）
发 行 部　（010）58882868，58882870（传真）
邮 购 部　（010）58882873
官方网址　www.stdp.com.cn
发 行 者　科学技术文献出版社发行　全国各地新华书店经销
印 刷 者　艺堂印刷（天津）有限公司
版　　次　2023 年 2 月第 1 版　2025 年 3 月第 3 次印刷
开　　本　880×1230　1/32
字　　数　74 千
印　　张　4.25
书　　号　ISBN 978-7-5189-9464-9
定　　价　49.90 元

现在，越来越多的人意识到"健康比什么都重要"。

生活方式的变化，也意味着以往生活节奏的崩溃。这样的变化会给健康造成影响。

比起得病后寻医问药，不如在平日里就做好预防。现在，就让我们行动起来吧。

我们要想预防各类疾病，就必须注意体内所产生的三种反应，即氧化、糖化和慢性炎症。

它们三个，是产生众多疾病的根源。

这三者相互联系，但又完全不同。

也就是说，针对因氧化而产生的慢性病，我们不能仅仅控制氧化问题，还应该充分了解这三者的反应，然后对其全面抑制，才能预防疾病的发生。

本书将对三者间的反应如何产生进行说明，然后再介绍具体的应对之策。

了解了这三者，大家就掌握了预防疾病的方法。

不过，必要的应对之策也会因人而异。

比如，如果是最担心"传染病"的人，就有必要关注"氧化"。

如果有人担心明显可见的外表"老化"，那么就要特别关注"糖化"。

要是担心糖尿病、心肌梗死和脑梗死等疾病，那么最重要的就是要做好对"慢性炎症"的预防。

换言之，你担心哪方面的问题，就应该重点关注该问题的解决之策。

一切预防之策，其实就是"每天的饮食方式"。

饮食方式对于我们的健康至关重要，同时也是预防疾病方面最容易控制的事项。

因此，让我们按照本书所介绍的方式来安排饮食吧，从现在开始拥有一个健康、强健的体魄。

医学博士、AGE 牧田专科医院院长

牧田善二

一切都有关联！

越来越多的人对自己的健康感到不安。每个人的不安不尽相同，有人对各种传染病感到空前恐惧，有人对渐增的色斑、皱纹等衰老问题格外担心，也有人害怕将来会患癌或者阿尔茨海默病。

引起"传染病""老化"和"慢性病"的原因均有着密切的关系。出现一种情况，其他两方面也会受到影响，风险就像滚雪球一样骤增。

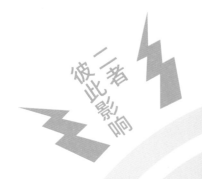

二者彼此影响

色斑、皱纹、秃顶等

衰老问题

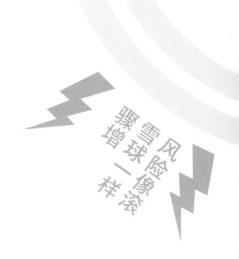

风险像滚雪球一样骤增

「感染」「衰老」「慢性病」，
是因为我们身体有恙

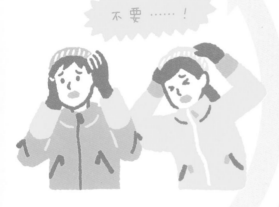

流感等

传染病

不要……！

癌症、动脉硬化、
阿尔茨海默病等

慢性病

引发传染病、老化、慢性病的元凶是被称为"氧化""糖化"和"慢性炎症"的这三种反应。在日常生活中，每一种反应都会在我们体内发生。

具体来说，"氧化"会引发传染病，"糖化"是老化的诱因，而"慢性炎症"则是产生慢性病的导火索。

不管是哪一种，都是会给身体带来重大打击的麻烦问题。不过，如果知道这三种反应如何产生，然后对其进行控制，那么传染病、老化、慢性病就可以得到预防。

要说预防，其实十分简单，只要做好应该做的事就可以了。那就是稍微调整一下饮食方式。

掌握好本书的内容，会让你拥有最强的体魄！

选择正确的饮食方式，就能预防一切！

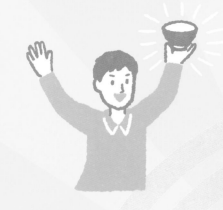

衰老

防止老化

STOP！

糖化

抑制『三种反应』的饮食方式

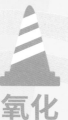

预防传染病

STOP！

氧化

传染病

预防慢性病

STOP！

慢性炎症

慢性病

从需要注意的饮食方式开始，
养成最强体魄

首先，从饮食方式开始来预防你最担心的事。

比如，如果你担心得传染病，

饮食方面就得从防止氧化开始。

此外，在之后的内容中还有对氧化程度、

糖化程度、慢性炎症程度的检验，

我们也推荐从做更多的检验项目开始。

流感、感冒……

担心传染病。

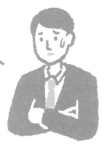

STOP!

 预防**氧化**的饮食方式

详见
↓
P1 ～ P40

▶ 检验氧化程度！

☑ 感到压力

☑ 生活不规律，感到睡眠不足

☑ 不怎么吃蔬菜

☑ 吸烟

☑ 容易感冒且不易治愈

☑ 疲劳很难缓解

　　左边的各项中，如果有一项以上符合，那么就有可能是体内的氧化情况在加重，导致免疫力低下。也就是说，这时候人体处于容易得传染病的状态。了解了氧化的成因后，我们就从饮食方式开始预防吧。

色斑、皱纹、白发、秃头 ……

明显可见的"老化"很烦人。

STOP!

防止**糖化**的饮食方式

详见
↓
P41 ~ P74

► 检验糖化程度！

☑ 特别喜欢大米饭

☑ 经常喝甜味的清凉饮料

☑ 吃饭吃到撑

☑ 吃饭快

☑ 经常吃甜面包或甜点

☑ 看起来比实际年龄老

左边的各项中，如果有一项以上符合，那么平时的血糖值就容易升高，糖化的积累会导致"老化"。了解了糖化的成因后，我们就从饮食方式开始预防衰老吧。

癌症、动脉硬化、阿尔茨海默病 ……

担心慢性病。

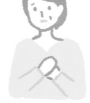

STOP!

预防**慢性炎症**的饮食方式

详见
↓
P75 ~ P93

► 检验慢性炎症程度！

☑ 牙周病

☑ 血糖值高

☑ 喜欢吃小吃或者煎炒食物

☑ 皮肤问题多，属于过敏体质

☑ 胖（BMI 25 以上）

☑ 容易便秘

左边的各项中，如果有一项以上符合，那么体内就可能悄悄地在积存"慢性炎症"。因为这是未来引起疾病的诱因，所以了解了慢性炎症的成因后，我们就从饮食方式开始预防吧。

氧化是什么?

身体出现"氧化"后免疫力会降低,

也就容易得传染病。

让我们了解"活性氧"的重要性和氧化的原理。

吸收氧气……

呼吸

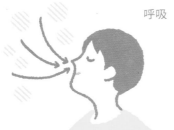

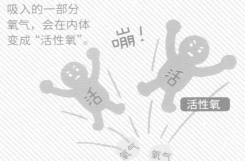
吸入的一部分
氧气,会在内体
变成"活性氧"。

崩!

活性氧

氧气

『活性氧』是构成白细胞战斗力的物质。

发现病毒入侵!

白

体内的白细胞承担着守护身体的职责,它可以发现入侵的病毒和细菌,然后发挥作用将其击退。

从白细胞那里接受指令后,活性氧就会与入侵的病毒和细菌展开战斗,然后将其击退。

领命!

活性氧,开战!

白

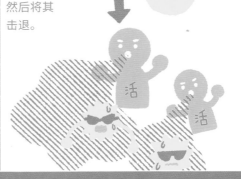

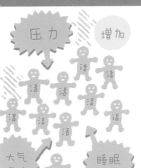

当我们的生活面临压力、大气污染等负担和危害刺激的时候，活性氧会不断增加。

过多的活性氧，不仅会攻击病毒或者细菌，甚至还会破坏白细胞和正常细胞。

受到"活性氧"攻击后，身体的各个机能都会降低，从而导致"氧化"这一恶性反应，这也被称为身体之"恶"。当白细胞出现氧化后，其守护身体的机能就会降低。

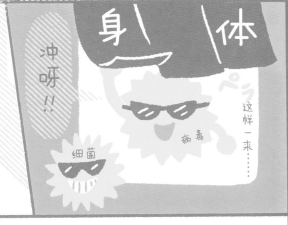

要想预防氧化，饮食方式至关重要。
对此，关键是要正确摄取那些具有"抗氧化作用"从而可以去除"活性氧"成分的食物。

新冠肺炎和流感等传染病性病毒、细菌就会趁机入侵身体，导致身体易患传染病。

参见第1部分

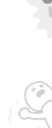

糖化是怎么一回事?

如果有人说"你最近是不是一下子变老了",

那么这可能是你的身体发生了"糖化"反应的证据。

了解了糖化的原理后,就让我们重返年轻吧!

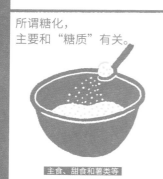

所谓糖化,
主要和"糖质"有关。

主食、甜食和薯类等

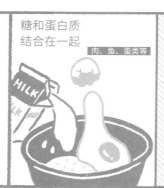

糖和蛋白质
结合在一起

肉、鱼、蛋类等

加热之后……

滋啦~

加速形成 AGE 这一褐色硬物质,
也就是所谓的"焦黄"。

这种食物中所产生的
的反应,在体内也会
同样产生。

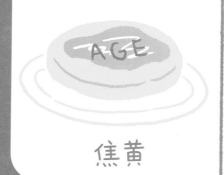

AGE

焦黄

我们的饮食中
不乏糖分。

糖的节日

米饭　面包　面类

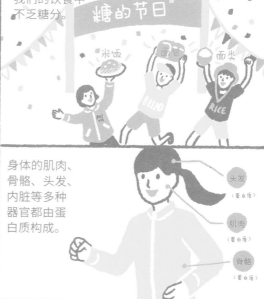

身体的肌肉、
骨骼、头发、
内脏等多种
器官都由蛋
白质构成。

头发
（蛋白质）

肌肉
（蛋白质）

骨骼
（蛋白质）

糖类是三大营养物质之一，也是身体活动的能量源。

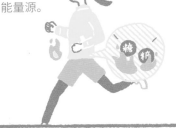

如果从饮食中摄入的糖类太多，就容易导致糖类过剩。

过剩
糖 糖 糖 糖 糖 糖

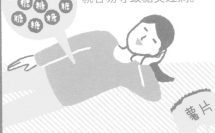

薯片

此外，有些食品中本身就含有大量AGE，吃了这些东西也容易产生糖化。

焦黄

过剩的糖类和体内的蛋白质结合就会引起糖化，就会形成AGE。

煎炸类食物等多含AGE。

AGE 是褐色硬物质，所以一旦肌肤糖化，就会黯然失色，失去弹性。

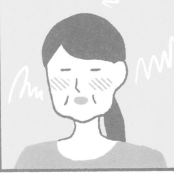

头发枯黄～

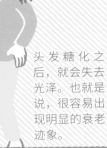

头发糖化之后，就会失去光泽。也就是说，很容易出现明显的衰老迹象。

参见第2部分

要想防止糖化，首先要在饮食当中注意避免糖类或AGE摄入过多。当然，这样还不够，多吃一些具有"抗糖化作用"的食物，即富含抑制糖化成分的食物，也会发挥奇效。

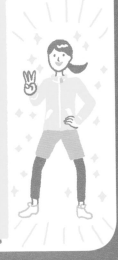

慢性炎症是什么?

"慢性炎症"会在不经意间发生,

它是很多慢性病的诱因。

为了健康长寿,我们有必要知道慢性炎症为何发生。

所谓"炎症",就是去除"对身体来说不好的东西"时,身体的防御反应。

嗡~

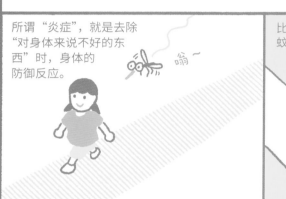

比如,我们非常熟悉的蚊虫叮咬就属于急性炎症。

叮

被蚊子叮咬后,体内就会进入"不好的东西",并会伴随瘙痒或红肿。对此,身体会产生去除异物反应。这样一来,在较短的时间内,一切都会恢复如初。这就是"急性炎症"。

好痒

去除异物

肿　痒

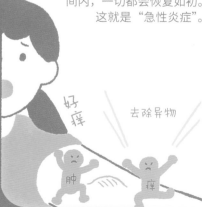

以牙齿为例——

但是,还有一种炎症叫"慢性炎症"。

就这样睡吧。

刷牙真麻烦。

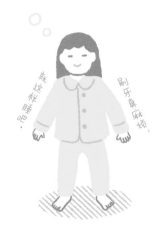

进入牙周的"不好的东西"，慢慢地对周围产生坏影响。

慢慢地

时间流逝……

慢慢地

慢慢地

不过，这还是一种无须过于关注的小问题。但是如果置之不理，经年累月之后，影响就随着时间的流逝加深，范围也会扩大。

牙齿变差了

牙齿掉啦！

当我们注意到的时候，已经严重了。这就是慢性炎症的可怕之处。最终，导致牙齿掉落。

要想预防慢性炎症，饮食至关重要。科学地摄取一些被认为有"抗炎作用"的食物，即富含抑制炎症成分的食物，疾病就会远离你。

参见第3部分

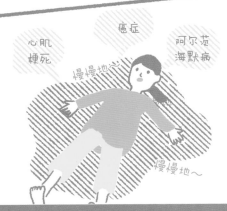

心肌梗死

癌症

阿尔茨海默病

慢慢地

慢慢地~

这种慢性炎症会在身体的许多地方发生，从而在未来引发癌症、心肌梗死、阿尔茨海默病等各种疾病。

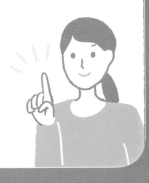

"氧化""糖化""慢性炎症"
彼此之间有什么关系

诱发传染病的"氧化"、引起衰老的"糖化"和

招致慢性病的"慢性炎症"并非单独产生。

麻烦的是，它们之间有着密切的关系。

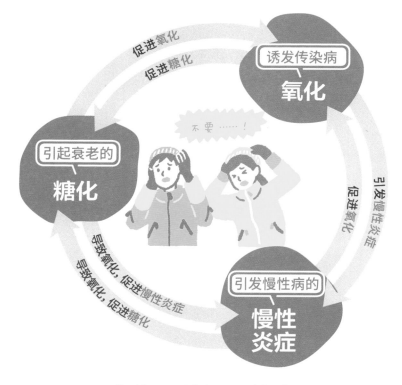

产生一种问题就会
引起其他两个问题的
螺旋模型！

传染病、衰老、慢性病可以同时预防

体内发生氧化时，糖化几乎也会同步发生。反之亦然。此外，氧化发生时，就会导致慢性炎症。反之也是如此。也就是说，产生一种问题，就会引发其他两种反应，属于连锁反应。

这确实非常麻烦，但反过来思考，只要预防了其中一个就预防了其他两个问题。如果预防了三个，防御体系就更强大了。只要我们稍微调整饮食方式，就会有效。对此，我们先从简单的地方开始！

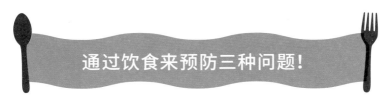

通过饮食来预防三种问题！

只要稍微调整食物，在饮食方式上下点功夫，三种问题都能预防。

STOP!	STOP!	STOP!
慢性炎症	**糖化**	**氧化**
● 更多地摄取"抗炎症食物"	● 控制血糖值急速上升 ● 不要摄取过多糖类 ● 控制 AGE 多的食物	● 摄取更多的富含"抗氧化物质"的食物
对于身体或这儿或那儿经常产生的炎症，可以通过食用富含抗炎物质的食材，就可以抑制慢性炎症。	采取使血糖值缓慢上升的饮食方式，以及控制糖分和 AGE 含量多的食物，是防止糖化的关键。	让我们食用防止身体氧化且富含"抗氧化物质"的食材，并最大限度地掌握正确的饮食方式。

简单！

吃什么好呢？请参考正文部分！

CONTENTS 目录

PART 1 防止氧化的饮食方式

PART 2 预防糖化的饮食方式

● **学习要点**

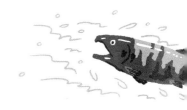

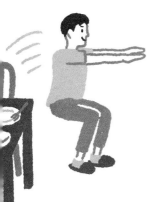

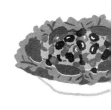

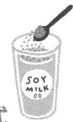

PART 3 预防慢性炎症的饮食方式

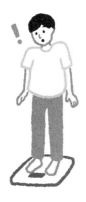

PART 1

1

防止氧化的
饮食方式

如果因压力或紫外线等导致体内的"活性氧"过量，就会推进氧化的进程，从而使免疫力低下，让病毒和细菌有机可乘。要想预防这样的事情发生，关键在于合理地摄取那些可以去除活性氧、抗氧化能力高的食材。

STOP!

让 **流感** **普通感冒** 等传染病远离我们！

可以在 72 小时内
持续预防传染病！
十字花科蔬菜不可或缺

▶ **强大的抗氧化物质——萝卜硫素，是身体的卫士**

要想防止病毒和细菌引发的传染病，就得防止摄入体内的一部分氧所形成的"活性氧"不至于过量增加。要想去除体内多余的活性氧，就得靠抗氧化物质。蔬菜之中含有各种各样的抗氧化物质，其中西蓝花、卷心菜、白菜、圆菜头、萝卜等"十字花科"蔬菜富含萝卜硫素，这是一种强大的抗氧化物质。

蔬菜中所含的多数抗氧化物质可以在几个小时到一天左右发挥抗氧化作用，而萝卜硫素的抗氧化作用则可以持续三天，防止活性氧危害身体。

此外，研究报告显示萝卜硫素还有杀灭幽门螺旋杆菌的作用。幽门螺旋杆菌存在于胃里，据说它是诱发胃癌的危险因子之一，萝卜硫素预防胃癌的效果值得期待。不仅如此，报告还显示 γ-GTP 等肝功能检查数值存在异常的人如果摄取萝卜硫素，数值就会趋向正常。

西蓝花芽（broccoli sprout）因萝卜硫素含量尤为丰富而

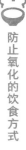

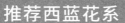

推荐西蓝花系

西蓝花的萝卜硫素含量特别多，西蓝花芽的萝卜
硫素含量更加丰富

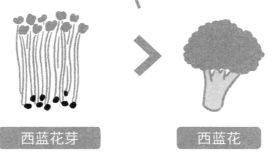

西蓝花芽中含有大量的萝卜硫素

西蓝花芽　＞　西蓝花

▶其他的十字花科蔬菜：
菜花、圆菜头、萝卜、白菜、小白菜等

备受关注。食用西蓝花芽可以高效地摄入萝卜硫素。萝卜硫
素不耐高温，破坏细胞之后就可以得到，因此，建议西蓝花
菜蘸汁吃或者生吃，而且应该充分咀嚼。十字花科蔬菜很容
易购买，建议日常多多食用。

总结 • 十字花科蔬菜可以生吃，也可以蘸汁食用。

蛋类含有和感冒药同样的成分，可以治疗感冒

▶ **感冒药中有源自蛋类的成分**

蛋类（如鸡蛋）几乎包含了人体所需的所有营养物质，是十分优质的食材。

这些营养物质以蛋白质为主，包括钙、镁、铁、锌等矿物质，以及除维生素 C 以外的所有维生素。

此外，蛋类也是一种蕴含丰富能量并可以预防传染病的食材。其中，蛋氨酸具有很好的抗氧化作用，可以提高人体免疫力，而维生素 A 则能够提高保护人体黏膜的能力，防止病毒入侵。

不仅如此，蛋清中所含的溶菌酶可以溶解并破坏细菌的细胞壁。感冒药中的常见成分氯化溶菌酶，就是从蛋清中提取而来。以前，要是有人得了感冒，鸡蛋酒、鸡蛋粥等往往会成为必备饮食。可见，古人可能已经知道蛋类具有治疗感冒的作用。

蛋类中还富含人体所需的各类氨基酸，而这些氨基酸对维持健康具有多重效果。

蛋类在加热之后，其中耐热性差的维生素就会遭到破坏，

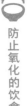

蛋类中富含强健体魄的营养元素

营养元素①

蛋氨酸 **提高免疫力**

超强的抗氧化力可以提高免疫力,可以帮助人体排出毒素和废渣。

营养元素②

维生素 A **强化防护能力**

使黏膜的新陈代谢充满活力,从而抑制病毒和细菌的侵入。

营养元素③

溶菌酶 **感冒药常用成分**

和感冒药中加入的"氯化溶菌酶"具有相同成分,可以破坏细菌的细胞壁。

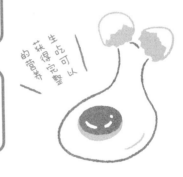

生的可以整个获得营养的

因此卫生方面安全可靠的蛋建议生吃。卫生安全的生蛋配入各类饭菜也是一个不错的选择。

　　普通蛋类不但价格便宜,而且几乎波动不大,因而也被称为"物价中的优等生"。但是,在选择蛋类的时候,一定要尽可能以质量为先。

但是有机蛋类有时单个价格甚至超过 100 日元，不过一般只要不超过这个价格就没关系。购买价格贵一点的蛋类，也是相对明智的选择。

▶ 胆固醇值几乎不受饮食影响

很多人都觉得蛋类的胆固醇含量高，应该控制食用量。以前，人们认为血液中的胆固醇值由饮食决定，所以将胆固醇含量高的蛋类视为祸因。对于那些胆固醇本来就高的人，医生一般会要求其"一天最多只吃一个鸡蛋"。

然而，当人们知道 80% 的胆固醇由肝脏产生，而只有20% 左右的胆固醇来自食物之后，就已经意识到即使控制饮食，也几乎不会影响胆固醇值。如果患有遗传性的胆固醇过高（家族性胆固醇血症），就需要服药控制。

此外，最近的研究证明，胆固醇分为 HDL（高密度脂蛋白）和 LDL（低密度脂蛋白）两种。其中 LDL 是"坏胆固醇"，它也被认为是引起心肌梗死和脑梗死的"罪魁祸首"。其实 LDL 本身并无害处，而是由于氧化或者糖化改变了它的性质，成了上述疾病的元凶。因此，要想预防心肌梗死或脑梗死，与其关注 LDL 值，不如关注本书提到的氧化和糖化问题。今后，各种新的研究成果还会不断发表。因此，大家不必拘泥于旧的观念，而应该充分摄取营养价值高的蛋类，强健自己的体魄。

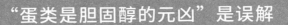

"蛋类是胆固醇的元凶" 是误解

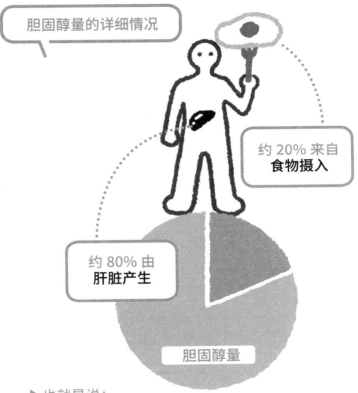

胆固醇量的详细情况

约 20% 来自
食物摄入

约 80% 由
肝脏产生

胆固醇量

▶也就是说：

吃饭对胆固醇值没有什么大的影响
80% 的胆固醇由肝脏制造，因此饮食对胆固醇值的变化几乎
没有影响，要避免不必要的饮食控制。

总结 • 一天可以吃 2 ～ 3 个鸡蛋。

富含锌的牡蛎，
可以提高人体免疫力

📐 **摄入锌会帮助提高人体免疫力**

贝类含有丰富的矿物质和维生素，是促进新陈代谢不可缺少的食材。其中，被誉为"海中牛奶"的牡蛎更是营养丰富。而且，牡蛎中锌的含量在食物中绝对领先，而锌是一种优质的抗氧化物。此外，牡蛎中铁、钙和维生素 A、维生素 B_1、维生素 B_2、维生素 B_6、维生素 C、维生素 E 的含量也很丰富。

锌可以提高人体免疫力，它在助力保持人体功能中不可或缺的酵素生成、促进女性荷尔蒙分泌等方面，是不可或缺的营养物质。

不过，据说三个日本人中就有一个存在锌摄入不足的问题。锌摄入不足的话，一般会出现味觉障碍或皮肤炎症，不过我的患者几乎没有上述症状。也就是说，即使有人摄入不足，也不会自我察觉。因此，我们在日常生活中要有意识地摄入贝类等食物。

锌一般不容易被单独吸收，不过要是将其和维生素 C、柠檬酸一起食用，吸收率就会大大提高。所以说，在生牡蛎中加入柠檬汁，就是一种合理的吃法。

锌对身体的重要作用

锌具有健康、美容的作用。在食物中，牡蛎的锌含量十分丰富。

提高免疫力

作用①

提高抗氧化力，
促进免疫力。

提高防护功能

作用②

有助于提高防护功能的维
生素 A 的活动。

保持头发和皮肤健康

作用③

促进构成头发、皮肤的蛋
白质的代谢。

牡蛎的锌
含量超级
丰富！

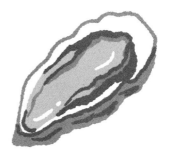

总结 • 可以将富含锌的牡蛎和柠檬汁一起食用。

鲑鱼实际是白色的鱼！
让我们摄取鲑鱼的"红色防御力"

▶ 支撑鲑鱼苦难之旅的红色素

其实鲑鱼原本是白色的，身体呈现出靓丽的红色或粉红色，是由于吃进相关食物的缘故，才染上了红色。鲑鱼为了寻找产卵地会逆流而上，这对鲑鱼来说是性命攸关的大事。其间，由于在浅滩受到强烈的紫外线照射，鲑鱼体内会产生大量的活性氧而加剧氧化，身体有可能因此虚弱不堪。为了去除活性氧，鲑鱼身体会产生一种叫作"虾青素"的红色素。虾青素原本存在于藻类之中，浮游生物吃掉这些藻类，鲑鱼再吃掉这些浮游生物，就会将虾青素摄入体内，导致身体带上红色。由于虾青素具有抗氧化力，鲑鱼可以保持长久的耐力，直至游到产卵地。吃鲑鱼，我们也可以获取充足的虾青素。

据说虾青素的抗氧化力十分强大，是维生素 E 的 1000 倍，可以抵御氧化，提高人体抗击传染病的能力。此外，它还是维持眼睛、大脑运作的少数抗氧化物质之一，可以帮助眼睛和大脑对抗氧化冲击，防止视疲劳和大脑衰老。不仅如此，相关报告还指出虾青素还可预防 LDL 的氧化，从而能够预防动脉硬化和癌症。

"鲑鱼变红" 是怎么一回事

鲑鱼本身是白色，它从食物中摄取虾青素之后，身体会变成红色，同时能提升自身的抗氧化能力。

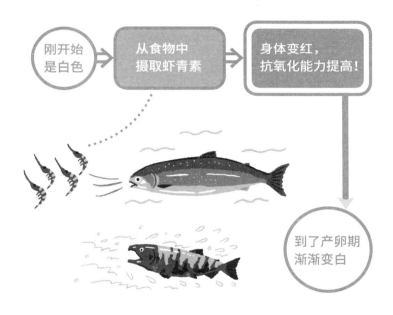

刚开始是白色 → 从食物中摄取虾青素 → 身体变红，抗氧化能力提高！

到了产卵期渐渐变白

鲑鱼有很多种类，红色更深的红鲑虾青素含量更高。鲑鱼还富含维生素 E 这种可以促进血液流通和保持年轻的物质。因为其皮下营养更为充足，因此建议连皮食用。

> 总结 ● **吃颜色更红的鲑鱼时要带皮一起吃。**

不让身体疲惫！
提升每日精力的鸡胸肉

▶ 抗氧化成分咪唑二肽可以消除疲劳

美国地质调查局的一份研究报告显示：生活在阿拉斯加的候鸟斑尾塍鹬一口气可以飞大约 11 000 公里而不休息，甚至可以横穿太平洋，到达新西兰等地区越冬。为什么斑尾塍鹬能够飞这么长时间呢？

这是因为，这种候鸟的翅膀根部肌肉中有大量咪唑二肽。据了解，虽然咪唑二肽分为肌肽、鲸肌肽、鹅肌肽等不同种类，但每一种都具有极强的抗氧化力。这些强大的抗氧化物质，可以去除体内产生的多余活性氧。

体内的活性氧增加过多而导致氧化后，不仅会降低人体的免疫力，还会破坏细胞的功能，使人易于疲劳。由于咪唑二肽的作用，候鸟们才能不知疲倦地长时间飞行。

金枪鱼、鲣鱼等洄游鱼类的尾部也存在大量的咪唑二肽。洄游鱼类会在浩瀚无际的汪洋大海中不断游动，一旦停止，就会因此溺亡。支撑其令人惊异的持久耐力的东西，就是咪唑二肽。

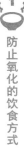

候鸟具有超强耐力的原因!

候鸟之所以能够长距离飞行, 是因为其肌肉中的咪唑二肽可以去除引发疲劳的活性氧, 从而使其不容易疲劳。

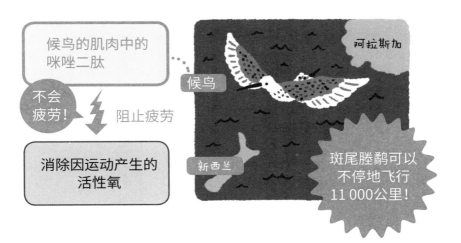

候鸟的肌肉中的咪唑二肽

不会疲劳! → 阻止疲劳

消除因运动产生的活性氧

候鸟

阿拉斯加

新西兰

斑尾塍鹬可以不停地飞行11 000公里!

　　医学研究证明: 人一旦摄取了咪唑二肽, 大脑和身体就会更加灵活, 工作效率也会得到提高, 并且不容易疲劳。

　　此外, 由于咪唑二肽具有强大的抗氧化作用, 也能有效预防高血压、动脉硬化等生活习惯类疾病。

　　让我们正确食用富含咪唑二肽的食材 (将在下一页详细介绍), 以此来预防疲劳, 减少传染病的入侵, 进而提升自己的工作效率吧。

提前摄入咪唑二肽可以预防疲劳

要说咪唑二肽含量丰富且容易获取的食材，那么非鸡胸肉莫属。鸡胸肉中含有大量优质的蛋白质和维生素。在肉类当中，维生素 A 的含量也相当可观。维生素 A 能够保护皮肤和黏膜，具有预防病毒和细菌入侵的作用，因此要想预防感冒的话，可以食用含有鸡胸肉的温汤。

此外，鸡油中富含油酸（常见于橄榄油中）和亚油酸（常见于玉米油和大豆油中），可以畅通血管，减少胆固醇的危害。因此在食用的时候，不要去皮。

除了鸡胸肉之外，猪里脊肉、金枪鱼、鲣鱼、鳗鱼中也富含咪唑二肽。因为咪唑二肽耐热性好，即使加热食用也不影响其效果。不过，咪唑二肽属于水溶性物质，煮成汤的时候要连同汤汁一起喝。

最近的研究表明，咪唑二肽发挥效果最佳的时段，是食用两周之后。疲劳的时候食用不会立即见效，因此在疲劳之前就应该持续食用。

顺便补充一下，我一般会在一周工作开始前的周末吃点鳗鱼。

从鱼类中摄取吧!

血合肉①营养满分!

血合肉除了富含咪唑二肽,还富含人体容易摄入不足的铁,因此一定不能浪费。

咪唑二肽是相关鱼类能游几千公里的耐力源

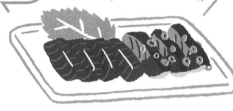

金枪鱼 鲣鱼

金枪鱼、鲣鱼等洄游鱼类的肉中富含大量的咪唑二肽,还富含 DHA 和 EPA 等营养物质,推荐生食。

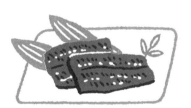

▶这个也推荐

鳗鱼

鳗鱼是耐力的代表,其中也富含大量咪唑二肽。但是做成鳗鱼盖饭后,可能会导致糖分过量或者引起糖化。

总结 ● **在感到疲劳之前可以吃些鸡胸肉。**

---

① 指金枪鱼等鱼类脊骨周围,与整体肉质颜色不同,呈现较深的暗红色的那部分肉。

要想吃零食来保护身体，那么就要知道"高可可含量巧克力"的抗氧化性

▶ 多酚含量丰富的食品

巧克力的原料可可豆中富含大量可可多酚等多酚物质，具有极强的抗氧化力。此外，其中的钙、锌、镁、铁等矿物质含量也很高。

可可多酚对血管也有积极作用。日本的一项研究表明，摄取可可含量高的巧克力后，血压出现明显的降低。据此判断，可可多酚可以扩张血管，改善血液流通。

此外，巧克力的苦涩成分可可碱也能促进血液流通，并且可以和可可多酚一起发挥多重效果，从而改善令上班女性十分头疼的水肿、怕冷问题。

我们可以在品尝美味的日式甜点的同时，充分地摄入抗氧化成分或者身体容易缺少的矿物质。因此，我们在吃零食的时候不妨吃一些巧克力。顺便说一句，我每天都吃巧克力。

不过，并非什么样的巧克力都合适，我们一定要选择可

高可可含量巧克力让自己更强大!

健康能量①

可可多酚可以防止氧化

可可含量在 70% 以上的巧克力含有丰富的可可多酚,可以防止氧化,增强体质。

健康能量②

有多种矿物质

含有钙、锌、镁、铁等人体容易摄入不足的矿物质。

健康能量③

促进血液循环

苦涩成分"可可碱"可以扩张血管,促进血液流通,提高代谢。

可成分在 70% 以上的巧克力。

当然,尽管巧克力有益身体,但是由于其中含有糖分,因此不要过多食用。建议每天吃 25 克,一点一点吃比较好。

总结 • **食用可可含量高于 70% 的巧克力。**

每天 30 克坚果
就能防止细胞氧化

▶ **坚果可以补充抗氧化力极强的维生素 E**

在维生素家族中，抗氧化力最强的是维生素 E。

覆盖细胞的细胞膜，由脂肪产生的两重膜组成。这种膜很容易氧化，但具有溶脂性质的维生素 E 进入细胞膜中后，就能发挥强大的抗氧化力，从而防止细胞氧化。可以说，维生素 E 是防止细菌和病毒入侵所不可或缺的营养物质。

坚果之中含有丰富的维生素 E。

美国的一项研究显示：每天吃少量坚果的人比完全不吃坚果的人，死亡率会降低 20%。此外，西班牙的一项研究也显示：摄取大量使用橄榄精华油和坚果的地中海食品，可以减少血管疾病。

此外，有关报告也指出：每天吃 67 克坚果，可以使 LDL 值降低 7.4%，同时也能降低导致肥胖的中性脂肪量。

对于平时不吃坚果的人来说，67 克可能觉得有点多。这样的话，可以在刚开始时每天吃 30 克（大概 20 颗杏仁），然后慢慢增加。用坚果代替零食吧，坚果不仅吃起来有嚼劲，让人产生满足感，而且还能补充大量的蛋白质、维生素和矿物质。

在选择坚果的时候需要注意几点。首先，有的坚果盐分过多，所以最好选无盐坚果。其次，坚果发霉时会产生黄曲霉素，黄曲霉素可以诱发癌症，所以一定要小心易发霉的坚果。

如果是杏仁、核桃和腰果等混合的坚果食品，长期吃也不会使人厌烦，更加值得推荐。

总结 • **每天吃 30 克无盐坚果来代替零食。**

长寿之人常吃"豆"

▶ 大豆异黄酮的抗氧化力能够支撑健康

生活着大量健康长寿者的特殊地区叫作"蓝色地带"。这是因为，对长寿区进行调查的研究者们发现，长寿人群聚集的意大利撒丁岛的巴尔巴贾地区从地图上看就像用蓝色的马克笔画了一个印记。据意大利研究人员 1999 年的调查显示：巴尔巴贾地区某个村庄 2500 人中就有 7 个人超过百岁。这个比例相当于同时期日本的 30 倍左右。

近年，其他研究者又发现了一些蓝色地带，通过对这 4 个地区调查发现，这些地区的人有着共同的饮食特征。那就是喜欢大量吃豆类。居住在撒丁岛巴尔巴贾地区的人们，几乎每天都会吃小蚕豆。蓝色地带之一的日本冲绳北部人，有吃以豆为原料做成的"岛豆腐"的习惯。

豆类不仅含有优质的蛋白质和食物纤维，而且还有人类健康不可或缺的其他营养元素，是最为完美的食材之一。其营养元素中，最值得关注的就是大豆异黄酮。

大豆异黄酮是多酚的一种，有强大的抗氧化能力。它可以抑制氧化，增强健康体魄，从而防止病毒和细菌的入侵。

其次，它在人体内还有类似于雌激素的作用。女性到了 40 岁以后，雌激素的分泌量就会减少，导致骨量的减少。如

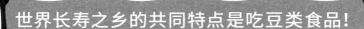

世界长寿之乡的共同特点是吃豆类食品!

世界上健康长寿者特别多的地方通常被称为"蓝色地带"。
4 个蓝色地带的共同之处就是平常喜食豆类。

被称为"蓝色地带"的 4 个地方

日本	冲绳北部
美国	加利福尼亚州洛玛连达
哥斯达黎加	尼科亚
意大利	撒丁岛中部

长寿者特别
多的地区

这 4 个地区的人日常都喜欢吃豆类

果充分摄入豆类的话，就会起到强化骨骼的效果。

此外，豆类还可以预防 LDL 的氧化，保持血管健康，而且有报告指出，多吃大豆制品的人乳腺癌的发病率也会降低。

大豆除了防止氧化，还富含防止糖化的维生素 B_1、保持细胞和大脑年轻的卵磷脂及促进血液流通顺畅的皂角苷等物质，具有超强的抗衰老性。

不仅如此，豆类还有防止肥胖的功效。哈佛大学对 13 万美国人进行了一项长达 24 年的调查，研究各类食材与体重的变化关系。统计数据显示：相较于各种蔬菜和水果，经常吃大豆制品的人在预防肥胖方面具有压倒性优势。

大豆异黄酮强大的抗氧化作用，确实可以预防身体的各类健康问题。也许正是豆类的这种性质，才使其成为长寿的重要支撑。

需要补充的是，日本人虽然也常吃豆腐、纳豆、毛豆等食物，但烹煮豆类食品时却多喜欢放糖。这种吃法容易导致糖类摄入过量，在导致糖化的同时加速氧化。因此，建议做豆类汤、沙拉和拼盘的时候不要放糖类，而是更多地将其作为普通食材来吃。干豆在泡发的时候可能比较费时，但可水煮豆类种类很多且容易获得，大家大可好好利用。

让身体更加强健的豆类饮食关键点

剥毛豆

煮 ⇒ 干蒸

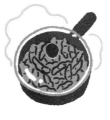

毛豆煮完后营养成分会流入水中，因此建议将其清洗干净、放上盐后，直接放进平底锅中干蒸。这样，一道营养丰富、味道鲜美的毛豆就做好了。

纳豆

早上吃 ⇒ 晚上吃

黏糊糊的纳豆中的激酶可以溶解血栓，具有预防脑梗的作用。由于血栓容易在深夜到早晨形成，所以建议晚上吃点纳豆。

水煮豆类

煮豆 ⇒ 作为沙拉配菜

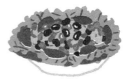

如果煮豆时加糖的话，就会将糖分一起吃进去。如果直接将其作为沙拉配菜或者煮汤汁，就不会摄入糖分，充分获取豆类的营养物质。

总结 • **不要将豆类放糖煮，而应作为普通料理食用。**

"α- 硫辛酸"在营养方面 性价比高，能重复发挥抗氧化力

▶ α- 硫辛酸能使失效的维生素的能量再生

至此，我们已经介绍了若干种包含抗氧化物质的食材，但是这些抗氧化物质并不能单独地随意发挥作用。生物体内的各种抗氧化物质形成了网络系统，其中某一种物质一次消耗完后，会有其他抗氧化成分再生，因此抗氧化物质可以循环发挥作用。

其中，再生能力最强的物质就是"α-硫辛酸"。α-硫辛酸不但本身具有强大的抗氧化性，而且还可以使其他抗氧化物质再生。

维生素C和维生素E会在体内与活性氧发生反应，去除活性氧，但在此之后，它们自身也会被氧化，从而失去效用。如果这时体内有α-硫辛酸，就能够让维生素C和维生素E"复活"并继续发挥抗氧化作用。

α-硫辛酸的特征之一就是可以在身体的任何部位发挥作用。比如，维生素C属于水溶性物质，所以在血液或细胞中有效，而脂溶性的维生素E则会在由脂肪形成的细胞膜等处运作、去除活性氧。α-硫辛酸既能溶于水也能溶于油脂，所以可以进入身体各处并消灭活性氧。

能使使用过的抗氧化成分再生！

α-硫辛酸能使曾经在体内发挥作用但后来失效的抗氧化成分再生，促使其再次发挥抗氧化作用，实现循环利用。

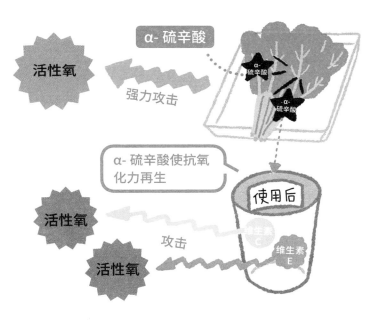

　　α-硫辛酸大量存在于菠菜、胡萝卜、花椰菜、土豆等黄绿色蔬菜之中。

　　因此在平时的饮食当中，要充分摄取这些黄绿色蔬菜。依靠α-硫辛酸，就能高效地抑制氧化。

> 总结 • **多吃点菠菜、胡萝卜和土豆。**

红酒解开了为何法国人血管不堵的谜团

▶ **充足的多酚可以预防动脉硬化**

众所周知，饮食中过量摄取动物性脂肪或有吸烟习惯，会增加患上心肌梗死的风险。然而，法国人似乎是个例外。法国人是欧美各国中黄油等油类摄取量较多且吸烟率高的人群，但是其罹患心肌梗死的人却很少。

这种现象被称为"法式悖论"。其中的关键，就在法国人喜欢喝的红酒里面。要知道，红酒富含花青素、白藜芦醇、丹宁、儿茶素等多酚。这些多酚的抗氧化性有不同的健康功效。

首先，多酚可以防止动脉硬化。LDL 会因活性氧的氧化而沉积在血管之中，从而引起动脉硬化。动脉硬化，简而言之就是血管的老化，血液通道因为形成了血栓而变得狭窄，某一天可能会突发心肌梗死或者脑梗死。适量喝点红酒，在多酚的作用下，LDL 不易氧化，从而可防止动脉硬化的发生。这也是法国人心肌梗死发生比较少的原因。

其次，红酒中的酒石酸和苹果酸可以清理肠道环境，也可以预防大肠癌。此外，相关报告指出红酒中的成分还可以降低阿尔茨海默病和忧郁症的发生。

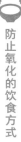

适量喝红酒可以守护健康

法国人的实际情况有悖于"动物脂肪摄入多且吸烟率高，因此因心脏疾病导致的死亡率高"这一理论，被称为"法式悖论"。

何谓法式悖论？

	饱和脂肪酸摄取量	吸烟率	心脏疾病死亡率
一般情况	高	高	高
法国人	高	高	低

为什么？

死亡率低，一般认为是因为
法国人经常喝红酒。

红酒

是富含多酚的葡萄皮和种子一起
发酵产生，所以抗氧化性强！

红酒中含有糖分，烈性红酒含糖量更少，所以建议选择烈一点的，适量喝上一两杯即可。

总结 • **每天喝一两杯烈性红酒。**

反复加热、使用的油
会成为细胞的毒药

▶ 油在氧化之后，毒性很强的过氧化脂质会增多

油是我们每天不经意间都会摄入的东西。油的种类繁多，摄取不同的油，对我们体内的氧化状态会有极大的不同的影响。

脂肪大体上分为饱和脂肪酸和不饱和脂肪酸。

饱和脂肪酸一般多存在于黄油和肉类之中，常温下呈固体状。摄入过多的话容易导致血液黏稠，使患心肌梗死的风险增加。但由于其容易固化，因此也有不易变质的优点。

不饱和脂肪酸多存在于植物油之中，且不易凝固，但是却容易氧化。如果植物油开封时间长，其味道就容易发生变化，这是因为油在接触空气后发生氧化，产生了臭味。油氧化之后会产生过氧化脂质，这是一种毒性很强的物质。

我们尤其应该注意那些用过的油。

油经过高温加热后容易氧化，如果放置起来还会增加过氧化脂质。也就是说，如果油被反复使用的话，毒性很强的过氧化脂质就会进入人体。此外，煎炸食物经过长时间放置之后也会不断氧化，因此不要次日加热后再吃。

反复加热、使用的油毒性很高

油在加热或者放置之后会氧化，从而产生毒性很高的过氧化脂质，而过氧化脂质也是动脉硬化和皮肤问题的诱因。

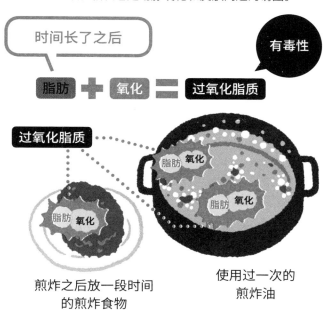

煎炸之后放一段时间
的煎炸食物

使用过一次的
煎炸油

即使每次摄入很少，但每天摄取这些氧化后的劣质油，时间长了之后也会氧化覆盖细胞的细胞膜，从而对健康造成影响。因此，我们不要反复使用煎过的油，开封后的油在使用之后要尽快盖上盖子。

总结 • 油只能使用一次。

抗氧化能力强

制作彩虹食谱

新鲜的蔬菜不仅看着赏心悦目，还具有抑制氧化、预防传染病的效果，是抗氧化物质的载体。

只要注意颜色，就能摄取植化素

为了防止紫外线和害虫的危害，植物产生了叫作"植物生化素"（简称"植化素"）的成分，植化素让食物有不同的颜色和味道。植化素多存在于蔬菜、水果和豆类之中，具有强大的抗氧化作用。我们吃进含有植化素的食材之后，就相当于摄入了抗氧化成分。

植化素的种类很多，其作用和抗氧化以外的健康效果各有不同，因此我们需要摄入不同种类的植化素。

其实均衡摄取植化素的方法非常简单。植化素的作用因颜色而不同，吃一些不同颜色的蔬菜，就能均衡地获取其中的营养。这样的话，我们的饭桌上就应该摆上彩虹食谱，以摄入不同的植化素。

红色蔬菜

番茄红素的抗氧化性是维生素 E 的 100 倍!

红色蔬菜

番茄

番茄红素充足，可以防止因缺钾导致的浮肿

番茄被称为"不用医生"的高营养蔬菜。番茄不仅富含番茄红素，而且其中充足的钾元素还可以帮助排除人体中多余的盐分。

红彩椒

富含维生素 A、维生素 C、维生素 E

除了辣椒素外，还有强抗氧化性的维生素 A、维生素 C、维生素 E。

辣椒

促进血液流通，还有减肥作用

富含辣椒素，可以促进脂肪分解，并使血液流畅，从而改善身体寒凉，而且还含有维生素 A、维生素 C、维生素 E。

▶保健功效

抗衰老和减肥

在众多植化素中，番茄红素的抗氧化作用非常强，是维生素 E 抗氧化能力的 100 倍左右。除了预防动脉硬化外，相关报告认为番茄红素还有美肤和抗癌作用。辣椒素可以促进脂肪分解和血液流通，从而改善体寒。

▶正确的摄取方式

和油一起吃，人体对番茄红素的吸收率会提升，加热调理也可以

番茄红素和辣椒素都耐热，和油放一起摄取的话吸收率会提升。番茄红素在加工之后其营养效果也会保留下来，因此番茄罐头和番茄酱都推荐食用。生吃番茄的时候，可以放点橄榄油或者沙拉调料。

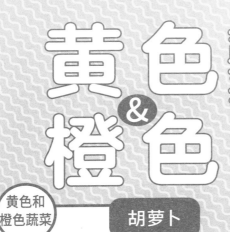

黄色 & 橙色 蔬菜

强化预防功能，防止病毒入侵

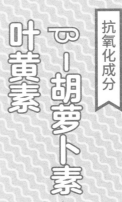

抗氧化成分

β-胡萝卜素

叶黄素

黄色和橙色蔬菜

胡萝卜

绝对丰富的 β-胡萝卜素

蔬菜之中，胡萝卜中的 β-胡萝卜素含量绝对远超其他蔬果。因其含有破坏维生素 C 的酵素，所以不宜生吃，可以加热或者加上柠檬醋一起食用。

南瓜

可以摄取三倍抗氧化物质

除了 β-胡萝卜素之外，抗氧化物质维生素 C 和维生素 E 的含量很丰富。上述物质加在一起，抗氧化效果倍增。

黄彩椒

维护眼睛健康，保持肌肤年轻

因为黄彩椒富含叶黄素，所以具有保护眼睛的作用。此外，黄彩椒中的维生素 C 和钙含量也很丰富，可以改善皮肤和斑块，具有很好的美容效果。

▶保健功效

保护皮肤和黏膜，有效预防眼病

β-胡萝卜素会在体内发生变化，生成维生素 A，从而保护皮肤和黏膜，有提高人体预防细菌和病毒入侵的功能。此外，β-胡萝卜素还有强大的抗氧化作用，可以去除体内的活性氧，预防因紫外线导致的皮肤老化。叶黄素对于随着年龄增长而产生的黄斑变化、白内障等眼部疾病具有预防作用。

▶正确的摄取方式

和油一起食用吸收率会更高

β-胡萝卜素和叶黄素都具有溶于油的性质，因此和油一起食用吸收率会更高。如果是做成沙拉的话，可以放上橄榄油或者沙拉调料。

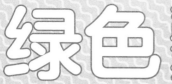

绿色蔬菜

改善贫血,

是优质的"绿色血液"

叶绿素 抗氧化成分

绿色蔬菜

青椒

富含维生素 C, 美肌效果好

1 个青椒的维生素 C 含量就等于一个柠檬的维生素 C 含量, 而且青椒中β-胡萝卜素的含量也很丰富。此外, 还含有强化毛细血管的维生素 P。

菠菜

富含造血成分

富含有造血功能的叶酸、β-胡萝卜素和铁。因为菠菜中的草酸含量高, 所以要稍微焯水之后再吃。

绿花椰菜

具有若干种抗氧化成分

富含维生素 C、维生素 E 和萝卜硫素, 抗氧化力极强, 而且萝卜硫素还有预防癌症的作用。

▶保健功效

造血作用和排毒效果很好

叶绿素是植物中的绿色色素, 也是植物光合作用时不可或缺的成分。除了在体内发挥抗氧化作用外, 它还被誉为"绿色血液", 具有提高造血功能、改善贫血的效果。此外, 叶绿素还有很好的排毒效果, 可以吸收并排出二噁英和有害矿物质。

▶正确的摄取方式

可以切碎或者稍微加热以破坏其细胞壁

切碎和加热都会破坏其细胞壁, 使其更易被人体吸收。只不过, 加热时间太长的话容易变质, 因此只要稍微用火加热即可。

紫色蔬菜

对眼睛健康有很好的作用

抗氧化成分

花青素 茄色苷等

紫色蔬菜

茄子

茄色苷含量丰富，具有减肥效果

虽然茄子中几乎不含维生素，但是茄色苷含量十分丰富，还含有抑制脂肪的绿原酸。

紫甘蓝

可以补充人体容易摄入不足的锌含量

维生素和矿物质含量丰富，紫甘蓝中维生素 C、钙、锌的含量是卷心菜的 1.5 倍。

紫洋葱

烯丙基硫化物会使血液更流畅

除了花青素之外，紫洋葱中还有丰富的烯丙基硫化物，可以使血液流通顺畅。其加热之后容易褪色，建议生吃。

▶保健功效

可以缓解视疲劳，提高视力

花青素是植物中所含的青紫色色素成分，茄子中富含的茄色苷就是其中一种。花青素具有强大的抗氧化性，除了预防生活习惯类疾病外，还可以促进支撑视神经运动的视紫红质这种色素的合成，因而具有缓解视疲劳和提高视力的作用。

▶正确的摄取方式

属于水溶性物质，所以建议加热时不要煮而要蒸

茄色苷等花青素多存在于蔬果外皮及其附近，所以建议吃的时候不要去皮。因为花青素具有水溶性，所以去涩味时不宜入水时间太长。此外，水煮的话花青素容易溶散于水中，建议蒸或者用微波炉加热食用。

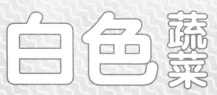

白色蔬菜

辛辣味和香味具有强大的抗氧化作用

抗氧化成分

蒜素　异硫氰酸盐

白色蔬菜

萝卜

帮助消化，促进胃肠健康

萝卜叶根附近有助消化的淀粉酶，头部的异硫氰酸盐含量高。

白菜

抗氧化能力强大的十字花科蔬菜

白菜是一种备受关注且含有抗氧化成分萝卜硫素的十字花科蔬菜，其中的异硫氰酸盐和维生素 C 含量也很多。

大蒜

加热之后可以产生预防癌症的成分

生蒜之中富含杀菌作用很强的蒜素。大蒜加热之后，会产生一种具有抗癌作用的物质阿交烯。

▶保健功效

具有优异的杀菌作用，也有助于恢复疲劳

异硫氰酸盐是十字花科蔬菜中所含的辛辣成分。大蒜具有强大的抗氧化性，有研究显示对预防癌症有一定效果。蒜素是大蒜和洋葱等植物中的香味成分，除了可以促进血液流通外，还有强大的抗氧化性和杀菌作用，并且可以充分吸收维生素 B_1，从而有助于消除疲劳。

▶正确的摄取方式

加热之后成分容易变化，建议生吃

作为辛辣成分的异硫氰酸盐不太耐热，因此建议做成沙拉或者萝卜泥等食用。如果想要发挥大蒜中蒜素的作用，那么建议最好将其切碎或捣碎生吃。

提升预防传染病能力的食物处理方式是哪种？

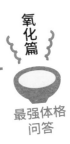
要想养成预防传染病的强健体魄，关键是要更多地摄取食物中的抗氧化成分。那么高效摄取抗氧化成分的食物处理方式，你是否知道呢？

如果有马上就能使用的蔬菜……

将蔬菜切好，放入冰箱储存

购买冷冻蔬菜和干燥蔬菜分别储存

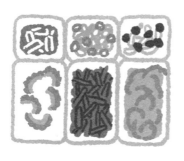

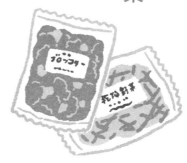

生鲜蔬菜保存不当，
抗氧化性也会降低

冷冻或者干燥蔬菜可以抑制氧化

至此，我们讲述了人体的氧化问题。需要注意的是，食材也会因为氧化而变质。

蔬菜一旦被切开，就会从切口处开始氧化，其抗氧化性就会降低，即使放进冷藏室，也不能阻止其氧化和腐败。而冷冻室一般都设定在零下 18 摄氏度以下，这样，导致腐败或者食物中毒的微生物或者酵素就无法活动，所以食品就能长期保存。

市场上的冷冻蔬菜为了将氧化控制到最小程度，需要大量的制作程序。收获的应季蔬菜经过迅速处理然后冷冻；包装时尽量不混入空气，而且要进行合理的温度管理。这样在制作、流通过程中，蔬菜几乎不会发生氧化，营养价值和刚刚收获时基本没有差异。

经过冷冻干燥处理的蔬菜，会在冷冻之后减压除水，因此在开封之前几乎不会氧化。不过，冷冻蔬菜在家庭保存的时候，一定要做好温度管理。不管什么蔬菜，开封使用后要再密封好，防止其接触空气。

问

以下哪种方法有利于食材的保存

1
腌汁多，腌制之后覆盖食材

2
食材清晰可见，没有腌汁

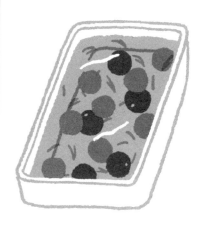

汁液可以防止氧化

氧化会从接触空气的地方开始

在你忙碌或者没时间的时候，常备菜就显得十分重要。有很多人都会在冰箱里放置各种常备菜。不过，保存的时候却会出现疏漏。

那就是食材特别容易被氧化。一旦接触空气，食材就开始从接触空气的地方氧化，其抗氧化性就会降低。因此，保存的时候要尽可能减少其接触空气的面积。

那么，我们不妨将其腌制在充足的汁或者汤中保存。这样一来，汤汁就会覆盖食材，使其不会接触空气，从而将其氧化度控制到最小。

如果要做淡味炖菜，那么就可以将食材放在充足的汤汁中保存，这样可以减少与空气的接触。如果要做油炸食品，可以加醋腌制，这样可以避免氧化。

沙拉很容易氧化，所以做好之后要马上食用。炒的东西也很容易氧化，不宜保存。做好之后，当天就将其吃完为好。

实际上极为重要！

充分咀嚼

1 咀嚼会破坏食物细胞壁，能更好地获取营养。

2 咀嚼过程中可以充分分泌唾液，而唾液的酵素可以防止氧化。

3 刺激饱腹中枢，控制食入太多，从而预防肥胖。

咀嚼之后才能获取食物中的营养成分！
唾液的抗氧化作用才会充分地发挥。

蔬菜等植物的营养成分存在于坚硬的细胞壁之中，只有充分咀嚼之后才能破坏细胞壁，提高营养吸收率。唾液中的过氧化物酶这种酵素具有去除活性氧的强大作用，咀嚼越充分越能使其发挥更好的作用。此外，咀嚼还可以刺激饱腹中枢，预防饮食过量。

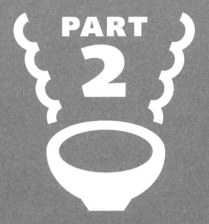

PART 2

预防糖化的饮食方法

糖化是外表明显可见的老化。要想防止糖化，不仅要防止糖分、AGE 等物质摄入过多，而且还要多吃一些可以抑制糖化的高 "抗糖化性" 的食材。让我们掌握从体内开始年轻的饮食方法。

> 一日三餐已经 out 了

现在的饮食基本都是
糖分过多

要想防止糖化，首先不能摄入过多糖分。

即便注意到这一点，

我们也应该意识到现在的饮食基本都是糖分过多这一事实。

糖分过多的食品哪里都能买到

现在的饮食，一日三次主食已是人们习以为常的。不过，日本人开始充足地摄入米饭和白糖还是从第二次世界大战结束后20年左右开始的，至今不过55年。

由于原本珍贵的食品可以便宜、大量生产，因此除了主食之外，我们可以便宜且轻松地买到甜点、清凉饮料等富含糖分的食品。结果是，我们现在的糖分摄入已经超标。

> 现在可以十分简单地摄取大量糖分

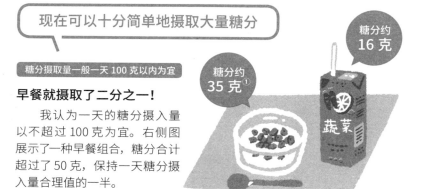

糖分约
16 克

糖分约
35 克①

糖分摄取量一般一天 100 克以内为宜

早餐就摄取了二分之一！

我认为一天的糖分摄入量以不超过100克为宜。右侧图展示了一种早餐组合，糖分合计超过了50克，保持一天糖分摄入量合理值的一半。

40 克含糖的
玉米片

200 毫升蔬菜汁

① 糖分含量是以市场上部分同类商品的标示而计算得出。

两顿饭间隔不合理很可能存在糖分依赖！

▶ 糖分依赖所产生的血糖升降

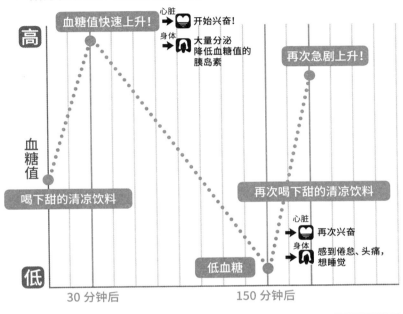

我们的大脑存在一种机制，它在摄入糖分后会感到幸福。但是，这种机制也存在危险性。当身体不需要糖分时，大脑为了获取快乐还想摄入糖分。由于这样的原因，很多人由于两顿饭间隔不合理而影响身体。

当我们喝下甜味清凉饮料等含糖量高的东西后，血糖值会急速上升，大脑处于兴奋状态。血糖值急速上升后又会急速下降，因此出现低血糖的时候会出现头疼或者困倦等问题。此外，还会引发情绪低落，而当我们无法忍受的时候就会继续摄取糖分，导致血糖值再次急剧上升。这种恶性循环就是糖分依赖。

人们竟然不了解的事实

糖分摄取不足一般不会
对身体有负面影响

很多人认为应该充分摄取糖分；

实际上，不充分也没关系。

有了"控制"的意识，才能有合理的摄入量。

相比摄入不足，糖分摄入过多会产生大问题

有人误认为糖分多的东西就等于甜的东西。其实，并不甜的主食、薯类等都含有大量糖分。

糖分、蛋白质和脂肪是三大营养物质，缺少一种人类就无法生存。当今日本人中有人蛋白质和脂肪摄入不足，但是几乎没有人糖分摄入不足。相反，由于糖分摄入过多而导致生活习惯病的人大量存在。因此，控制好糖分摄入才是正确之举。

糖分的摄取量 1 天 100 克以内为宜

早上和
中午简单吃

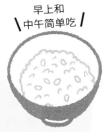

**不用想得太复杂，
"晚上不吃主食"就容易
保持糖分平衡**

一天摄入的糖分量以 100 克为宜。普通碗一碗米饭的糖分含量大约是 55 克，吃主食很容易摄入大量糖分，因此早上和中午简单吃一份主食，晚上最好不要吃。

糖分多的食材

1 主食
(米饭、面包、面条、粉类等)

2 甜食
(用白糖做的甜点、甜水果等)

3 薯类

不要相信"有关糖分"的谣言

有时候，没有科学依据的谣言满天飞。接下来，我们要验证一下有关糖分的错误传言，帮你树立正确的知识观。

谣言1 糖分摄入不足，大脑就无法运作

 事实 **大脑也可以使用脂肪分解后产生的酮体**

一般情况下，我们大脑都是从由糖分组成的葡萄糖那里获取能量，但是当葡萄糖不足的时候，脂肪分解就可以产生酮体这种物质，大脑将酮体作为能量源。糖分不足的情况本身就很少见，但即便摄入不足，大脑也能正常运作。

谣言2 不吃米对身体不好

 事实 **从历史上看，吃米是比较晚的事情**

在漫长的历史进程中，人们通过狩猎、采集树木的果实来获取食物。人们学会农耕并食用米，是比较晚的事情。人体机制一直没变化，说明其符合农耕文明前长期的饮食习惯，但不能说明人体适合吃米。

谣言3 水果很健康，所以要大量吃

 事实 **水果中的果糖容易转化为中性脂肪酸**

水果的维生素含量很高，而且是抗氧化成分的补给源，但是其中的果糖容易使血糖值升高，而且还容易转化为中性脂肪酸。特别是空腹时食用水果，血糖值会骤升，所以建议饭后过一会儿再少量食用为好。

总结

总而言之，不要有意识地去摄入糖分。

选择能做的事就好

"减糖"之外也有效的
防止糖化的三种方法!

仅仅减糖未免太难!
不过没关系,我们还有其他控制糖化的方法。
学会这三种方法,阻断其中某个过程就可以了。

AGE 不蓄积,就不会引起老化问题

预防糖化的方法不仅仅是减糖。我建议在实践过程中适当采用多种方法,并进行挑选或组合。

糖化而引起的老化过程大体上可以分为:吃 →引起糖化(形成 AGE 这种物质)→ AGE 在体内蓄积 →老化。只要阻断其中某个过程就可以阻止糖化。

如果从"吃"这一阶段来控制的话,那么就不要选择糖分多的食物或者经过糖化能形成太多 AGE 的食品。比如,煎炸"焦了"的东西,AGE 含量就很多。

吃完之后要"防止糖化",可以在摄入糖分的同时吃入脂肪和蛋白质,或者在吃饭时采取防止血糖值快速上升的饮食方式。此外,建议同时吃一些具有抗氧化成分的防止糖化食品。

具体方法,可以参见本书第48 ～ 55 页,从今天开始实践起来。

简单!

具体的方法参见本书第 48 ～ 55 页!

阻止老化过程的三种方法

饮食

从这里防止 守护

控制糖化的源头
控制糖分和 AGE 多的食物
从这里防止糖化，不要摄取那些作为糖化源头的"糖分"多的东西，或者因糖化而产生的 AGE 含量多的食品。

从这里防止

糖化
（形成 AGE）

进攻

抑制糖化
采取控制血糖值急速上升的饮食方式
如果糖分摄入后被立即消化、吸收，血糖值会急剧上升，糖化也就很容易发生。因此，要吃一些含有能够迟滞糖分消化、吸收成分的食品。

体内 AGE 蓄积

进攻

抑制糖化
吃饭时吃一些含抗糖化成分的食物
有些食品含有强大的抗糖化成分，积极摄取这些食物，就可以抑制糖化。

老化

比起"蔬菜优先"，
"蛋白质优先"
才是不变老的饮食秘诀

▶ 最能抑制血糖值上升的是蛋白质

要想抑制糖化，就得将吃进的东西尽可能慢慢消化、吸收，这样血糖值才能缓慢上升。这一点十分关键。即便是同样的食材，吃的先后顺序不同，血糖值的上升快慢也会大有不同。如果是减肥的话，很多情况下都会被建议采用最先吃蔬菜这种"蔬菜优先"的饮食方式。诚然，这么做比起先摄入糖分会更容易控制血糖值上升，但还有更为有效的饮食方式。

有一项研究，对蛋白质、脂肪、食物纤维之中哪一个和糖分一起摄取更能抑制血糖值上升进行了分析。结果显示：最能抑制血糖值上升的是蛋白质。这是因为，摄取蛋白质后，会刺激肠促胰岛素的分泌，而这种激素能降低血糖值。

因此，建议吃饭的时候，最先吃可以控制血糖值上升的蛋白质。

在吃饭时，应先吃肉、鱼、蛋、大豆制品等菜品，然后吃蔬菜，最后再吃主食。这样的话，就能控制血糖值的快速上升。

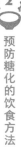

吃饭顺序可以抑制血糖值的上升

刚开始先吃一些蛋白质含量多的菜品，血糖值就不容易上升，从而能够起到抑制糖化的作用。

▶ 吃饭顺序：

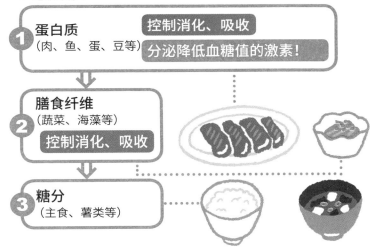

1 蛋白质
（肉、鱼、蛋、豆等）
> 控制消化、吸收
> 分泌降低血糖值的激素！

2 膳食纤维
（蔬菜、海藻等）
> 控制消化、吸收

3 糖分
（主食、薯类等）

　　如果是饭团的话可能无法按上述顺序进行，但是应该避开咸饭团。还应避免食用赤豆大米饭等没有馅的食物，而应该吃一些有肉、鱼等蛋白质的带馅食物。只要将蛋白质和糖分一起食用，就能起到抑制血糖值上升的效果。

　　如果是鸡肉鸡蛋盖饭、牛肉盖浇饭等盖饭，可以少放点米饭，多在上面放点肉或者洋葱等"馅料"比较好。

总结 ● **吃饭的时候，可以先从蛋白质开始。**

面包配黄油!
"加点油" 可以让人年轻

▶ **单独摄入糖分, 会使血糖值急速上升**

脂肪多的食物热量多, 因此容易使人发胖。带有这种思想的人可能不在少数吧? 很多人都坚信 "相较于热量消耗, 减少热量的摄取才能瘦下来" 这种热量神话, 也有人指导肥胖患者要 "限制热量"。

对于常年被这种热量神话支配的人来说, 即使你告诉他们 "摄取脂肪也能减肥", 他们也不会马上相信。

请看第 51 页图表。该图展示了 "仅仅吃面包" 和 "面包 + 黄油一起吃" 之后血糖值的变化情况。

实验证明: 如果单吃面包, 血糖值会在短时间内急速升高。与之相比, 如果同时摄取黄油这种脂肪, 血糖值反而会上升得比较缓慢。

▶ **面包加黄油比光吃面包好, 而橄榄油比黄油更好**

如前所述, 相较于只吃糖类, 将糖类和脂肪一起食用, 血糖值就不易上升。

血糖值不易上升, 就无须分泌大量胰岛素, 因此也就不

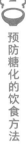

只吃面包会促进血糖值快速上升

单独吃面包，会促进饭后血糖值急剧上升。如果面包和脂肪一起食用，可以缓解血糖值上升。

▶ 面包的不同吃法导致的血糖值变化

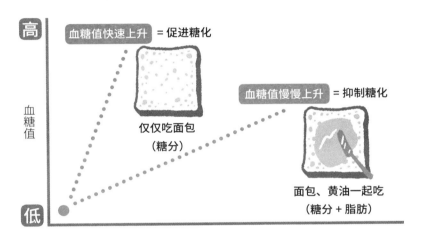

易变胖。不仅如此，糖化过程还会因此变慢，从而达到抑制老化的作用。

所以，今后不用克制，可以多给面包涂一点黄油。而人造黄油中有害的反式脂肪酸含量高，所以建议使用动物黄油。此外，类脂中的橄榄油在抑制血糖值上升方面的作用很大。补充一句，如果是想抑制血糖值上升的人，那么不妨使用橄榄油。

▶ 饮食中的配菜可以缓解血糖值上升

如果要吃不涂任何东西的面包，那么选择羊角面包之类就比较好。虽然这种面包的热量比一般食用面包高，但原材料中有充足的黄油，所以吃了之后没有一般面包那么升糖快。

米饭和面食也一样。

清汤面等没有配菜的食物会使血糖值急剧上升。如果放入含有脂肪、蛋白质的食材，反而不容易发胖，因此建议选择带肉的面。对于喜欢狼吞虎咽吃米饭的人，给米饭中配上生蛋或者纳豆的话，就能抑制血糖值上升。

造成肥胖的其实并不一定是高脂饮食。然而，摄入过多的糖分却几乎都会被人体吸收。也许因为葡萄糖是维持生命的不可或缺的物质吧，所以人体才形成了这样的机制。

脂肪会变成细胞膜或者激素等材料，在体内发挥重要作用。因此，与其担心热量而避免脂肪的摄入，不如食用质量优良的油，这与抑制老化息息相关。

主食配上脂肪、蛋白质

面包、米饭、乌冬面等主食配上脂肪、蛋白质多的食材，可以减缓血糖值上升。

面包 **+** 奶酪

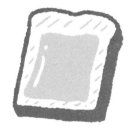

奶酪是一种优质食材，通过它可以获取不会使血糖值上升的优质蛋白质。如果条件允许的话，可以选择自然干酪。

米饭 **+** 纳豆

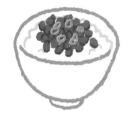

米饭和蛋白质多的食材搭配，可以起到抑制血糖值上升的作用。

乌冬面 **+** 肉

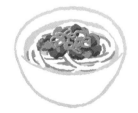

清汤乌冬面虽然热量低，但是一种能使血糖值迅速上升的危险食物。因此，最好选择搭配肉类的乌冬面。

总结 • **要给主食搭配脂肪或者蛋白质后一起食用。**

"绿茶豆乳"可以让人多倍摄取抗糖化能量

▶ **高效组合能够强力抗糖化**

　　茶中的儿茶素具有强大的抗糖化作用，这一点已经得到确认。时任北陆大学教授的竹内正义做了一项实验，该实验证明：儿茶素和具有明显抗糖化作用的维生素 B_1、维生素 B_6 组合后，就能强力抵抗 AGE。

　　竹内教授准备了三份构成 AGE 原料的蛋白质和糖分的混合物，接着分别给里面加入儿茶素、维生素 B_1、维生素 B_6，然后将混合物放置在 37 摄氏度的容器中三到六周，最后检查它们对 AGE 的阻止效果。结果显示：儿茶素和维生素 B_6 的阻止率在 90% 以上，维生素 B_1 的阻止率在 70% 以上。

　　鉴于上述实验结果，我们推荐给大家的抗 AGE 食品就是"绿茶豆乳"。

　　在豆乳中加入绿茶粉末制成简单的饮品，就能将绿茶中的营养物质以粉末的形式全面摄取，进而吸收到更多的儿茶素。此外，豆乳中含有维生素 B_1 和维生素 B_6，这样三种营养物质都能简单获取。

　　绿茶豆乳制作方法也很简单。准备好绿茶茶叶，将其放入钵中捣成粉末。如果觉得这个过程麻烦的话，可以在市场

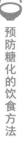
绿茶 + 豆乳就能预防 AGE 生成

将抗糖性强的绿茶和豆乳混合，制成饮品。如果再加一大勺黄豆粉也可以。

摄取茶叶中儿茶素的 **60%** ➤ **热水泡绿茶**

摄取茶叶中儿茶素的 **100%** ➤ **绿茶粉末**
（茶叶捣碎）

加上豆乳之后，抗糖化效果更好！

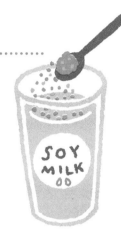

▶ 绿茶豆乳的制作方法：
将市场上卖的绿茶粉末(一大勺)
和豆乳（200 毫升）搅拌均匀

上直接购买粉末状绿茶就好。然后将其拌入豆乳中，充分搅匀即可。建议 200 毫升的豆乳中放入一大勺绿茶粉末就好。一天可以喝两杯。夏天做成凉的，冬天做成热的，慢慢享用。

> 总结 • **在豆乳中放入绿茶粉末，每天喝两杯。**

"不焦的料理"能让人保持年轻

▶ 煎炸一下就能产生大量 AGE

众所周知，即便是同样的食材，也会因为不同的烹调方法而产生不同含量的 AGE。

最危险的就是高温烹调。煎制食物的油温大约是 180 度，如果放在烤箱里烤则能达到 300 度。像这样高温烹调，AGE 量会急剧增加。

实际上，食材中含的 AGE 量会因烹调方式而出现或多或少的变化。

一项以鸡肉为例的研究显示：90 克生鸡肉（无皮）中的 AGE 含量为 692KU①，煮一个小时后变成 1011KU，烧制 15 分钟后变成 5245KU，煎炸 8 分钟后变成 6651KU。可见，煎炸后鸡肉的 AGE 含量一下蹿升到生鸡肉的近 10 倍。

90 克生三文鱼的 AGE 含量是 502KU，但煎炸 10 分钟后就变成 1348KU，增长为之前的 2.6 倍以上。

土豆煮 25 分钟后 AGE 含量是 17KU，但是自制的炸土豆的 AGE 含量却是 694KU，是前者的 40 倍以上。

---

① 注：KU= 千单位（kilounit）。

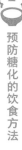

越是高温烹调，AGE 越高

烹调时温度越高，食物的 AGE 量就会越多。这时，煮、蒸或者低温加热最好。在微波炉中加热，AGE 也较难增加。

▶ 烹调方法不同，食物的 AGE 量也会不同（以鸡肉为例）

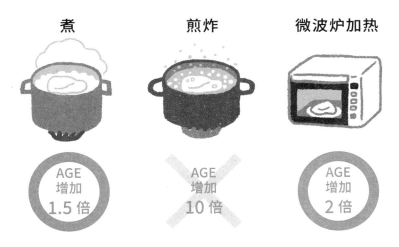

煮 AGE 增加 1.5 倍
煎炸 AGE 增加 10 倍 ✕
微波炉加热 AGE 增加 2 倍

　　快餐店里颇有人气的炸土豆在煎炸时比家里的油温更高，AGE 会升为 1522KU，其 AGE 含量是煮土豆的近 90 倍。

　　要想食材的 AGE 含量不增加，那么建议尽量生吃或者接近生食状态。特别是鱼、贝、蔬菜等可以生吃的食材，最好不要加热而直接食用。

　　不加热不行的食材，建议煮、蒸或者用微波炉加热食用。加热时间越长，AGE 就会越多，所以稍微加热即可。

▶ 加点醋或柠檬汁，就能使 AGE 减半

高温烹调后的煎炸食物或者烧烤食物中的 AGE 含量很高，因此最好避免高温的烹调方法。不过，如果将某些食材加入其中，就能将 AGE 含量减少一半。

比如，相较于将生肉直接放在烤架上烧烤，先给肉上放点醋或柠檬再烧烤，其 AGE 的增量就会减少到原来的一半。

鱼也一样，煎炸之后 AGE 会变得相当高，但是放入腌泡汁做成南蛮渍，就能起到抑制 AGE 的效果。从 AGE 的含量来看，鱼类生吃当然最好。但是如果要烧制或者煎炸的话，只要在烹饪前放入醋或者柠檬汁，AGE 增量就会大大降低。

中华料理店的桌子上经常放有醋瓶，这样对于喜欢做煎炸食物或炒制食物的中华料理来说，可谓完美搭配。

有证据表明，醋不仅可以降低 AGE 含量，其中的成分还具有降血糖和降血压的作用。对关注生活习惯病的人来说，醋真可谓是最好的调料。此外，醋还可以促进体内的糖代谢，并富含有助于减轻疲劳的醋酸。

烹调时用醋自不必说，饭桌上也应放上醋瓶，平时要多多食用。

在煎炸焦了的料理上淋点醋或柠檬

1 放上醋或柠檬汁

相较于普通烧制方法，这样会使 AGE 增量减半。

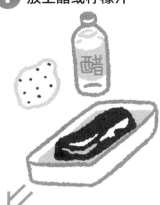

2 烧制

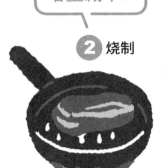

在烧制或者煎炸肉类、鱼类之前，可以先给食物腌点醋或者柠檬。仅仅这样，就能将 AGE 增量减少一半从而抑制老化。

▶ 醋或者柠檬也可以这么用

加热之后用
腌泡汁

在煎炸或者烧制之后用腌泡汁就能起到减少 AGE 的效果。

加热之后添加
醋

在吃之前添加一些醋或柠檬汁，就能减少 AGE。

总结 • **低温快速加热饭菜，充分利用醋和柠檬汁。**

"一天 1.5 升 ① 水"，
保持较低血糖浓度，使人不易老

▶ **常饮优质水，可以减轻肾脏负担**

喝水能使血液中的糖浓度降低，从而相应地降低血糖值。因此要想抑制血糖值，就应该多喝一些水。

糖尿病患者很容易口渴并想喝水，这是身体出于抑制上升的血糖值的自然需求。

调节体内水分含量的部位是肾脏。肾脏有个阀门叫肾小球，可以过滤出身体不需要的东西。当体内水分不足时，肾小球容易堵塞，会为肾脏带来负担。为了保障肾脏健康，就得充分喝水。

不过，如果一次性喝入大量的水分也会引起"水中毒"，破坏体内的电解质平衡，从而引起头痛、呕吐，严重时甚至引发意识障碍。因此，需要注意。

良好的饮水方式，就是在口渴之前喝入优质的水。多喝水是必要的，甚至可以喝 2 升、3 升。多喝水甚至还会减轻正常人的肾脏的负担，是一种不错的做法（如果患有肾病，请遵照医嘱喝水）。

---

① 原文为"3 升"，根据《中国居民膳食指南（2022 版）》修改为"1.5 升"。

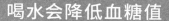

喝水会降低血糖值

水分进入体内后，血液浓度会相应降低，血液中的糖浓度也会降低。这样一来，就能抑制糖化。

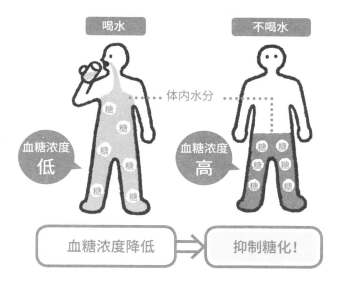

也可以通过茶或者无糖咖啡来获取水分，但会涉及儿茶素和咖啡因摄入过多的问题，因此人体每日所需一半以上水量还需要用普通水来补给。当然，喝含糖量高的清凉饮料对身体是不好的。

在睡觉之前最好喝一杯以上的水，这样可以预防夜间容易形成的血栓。

总结 · **每天都要轻轻松松地喝 1.5 升水。**

"每天都喝果汁"的习惯要不得

▶ 果汁是能加速糖化的饮料

新鲜水果榨的果汁能够提神，很多人为了美容和健康，养成了早上喝果汁的习惯。

适量摄取维生素和膳食纤维都很丰富的水果，确实对美容和健康有益。但是，特意将水果榨成果汁来饮用，我非常不建议。这是因为，早上空腹状态下喝果汁会导致大量糖分一下子进入空荡荡的胃里，然后被迅速消化，从而引发血糖值快速上升。

一般认为，水果中含的果糖，在将蛋白质糖化并产生AGE方面的能力是葡萄糖的好几倍。提神的果汁，其实是加速糖化的饮品。

家里做提神果汁的话，以橙汁为例，大概需要橙子5~6个。如果是直接吃橙子，其间还需要咀嚼，所以吃一个基本上就饱了。但是喝果汁的话就相当于吃掉了好几倍，而且还丢弃了非常珍贵的膳食纤维。

市场上卖的果汁中有纯果汁和浓缩还原果汁，但是在快速加剧血糖值上升方面几乎并无二致。此外，对市场上卖的蔬菜汁也需要注意。为了让人喝起来舒服，其中加入了大量水果或者糖分。

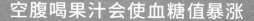

空腹喝果汁会使血糖值暴涨

早上空腹时血糖值处于低位状态，这时一旦有糖分以液体的形式进入，血糖值就会迅速上升，从而加速糖化。

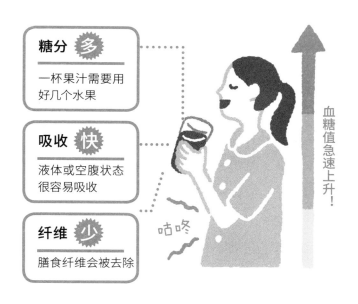

糖分 **多**
一杯果汁需要用好几个水果

吸收 **快**
液体或空腹状态很容易吸收

纤维 **少**
膳食纤维会被去除

咕咚

血糖值急速上升！

总而言之，水果变成液体之后很容易让人摄取过量的糖分，加速人体糖化，所以吃水果的时候直接少量食用最好。

总结 • **早上水果要直接吃，少量吃，不要喝果汁。**

强大的抗糖化能量：
每天坚持摄入
"维生素 B_1、维生素 B_6"

▶ 这两种维生素可以抑制 AGE 的产生

现在全世界都在研发因 AGE 而使体内产生糖化的防护药品，其实维生素家族中本身就有十分优质的抗糖化成员。

那就是维生素 B_1 和维生素 B_6。有报告指出：持续摄取比厚生劳动省推荐量更多的维生素 B_1 和维生素 B_6，皮肤和血液中的 AGE 值都会降低。

维生素 B_1 具有帮助代谢糖分和脂肪的作用，而且还能抑制体内的糖化，从而阻止 AGE 的产生。维生素 B_1 多存在于猪肉、大豆食品、芝麻等食物之中。大蒜、韭菜中所含的蒜素可以使维生素 B_1 的作用时间更长，因此与大蒜一起摄入的话，维生素 B_1 就能在体内运作更长时间。

维生素 B_6 比维生素 B_1 的抗 AGE 作用更强，因此作为糖尿病合并症的治疗药而备受期待。

维生素 B_6 可由肠内细菌合成，所以一般来说很少会出现不足的情况，但是由于抗生素的使用等原因，会使肠道环境恶化，从而容易导致维生素 B_6 不足。让我们每天都持续摄入

抗糖化作用超强!

维生素 B 族中抗糖化作用最强的是维生素 B_1 和维生素 B_6，它们也有促进糖分代谢的作用。

维生素 B_1

▶ 富含维生素 B_1 的食品：

猪肉 芝麻 大豆食品 等

促进糖分代谢

维生素 B_1 在促进糖分转变为能量的过程中不可或缺。当人体维生素 B_1 不足时，就容易疲劳、发胖。

维生素 B_6

▶ 富含维生素 B_6 的食品：

金枪鱼 鲣鱼 秋刀鱼 黄麻 红彩椒 等

抑制 AGE 的产生

维生素 B_1 和维生素 B_6 都有很好的抗氧化作用，而维生素 B_6 在这方面的能力特别突出。

富含维生素 B_6 的金枪鱼、鲣鱼、秋刀鱼、黄麻及红彩椒等肉类和蔬菜。

多余的维生素 B 族会通过尿液排出体外，所以我们需要每天都从不同的食品中持续摄取它们。

总结 • **每天摄取维生素 B_1 和维生素 B_6。**

"一撮肉桂粉" 能让肌肉
和血管更年轻

▶ 有助于降低血糖值，修复血管

　　肉桂是樟树科中常绿树肉桂的树皮做成的香料，经常被用于点心和面包的材料。我们一般见到的是粉末状的肉桂，但肉桂也经常被剥成薄薄的条棒状添入红茶之中。

　　肉桂的魅力，不仅仅由于它有着独特的香味，而且还含有抑制肌肤、头发和血管老化的成分。

　　肉桂的营养成分之一，就是原花色素。原花色素是一种多酚，其降低血糖值的作用已经得到确认。

　　肉桂还有修复毛细血管的作用。毛细血管可以为身体各个部位输送营养，上了年纪或者压力大时它会变得脆弱，甚至可能失去作用。这样一来，就容易产生明显的皱纹、斑点、白发或者秃头，给人带来衰老的印象。血管状态改善后，肌肤和头发的状态也会得到改善。

　　此外，肉桂的某些成分还有抗氧化和杀菌的作用，有益于人体健康。

肉桂是饮食中推荐放入的香料，经常被用来制作甜点和饮品，但不建议食用糖分太多的点心或者面包。肉桂可以作为调料，也可以用于增加咖啡或者红茶的香味来少量使用。

肉桂含有香豆素成分，过量摄入可能会损害肝功能，所以在德国会被呼吁注意食用。据东京的实际调查显示：通常饮食中作为调料使用的话就无须担心。当然需要注意的是，一定要控制过量摄取。

总结 • **肉桂可以作为料理或者饮品的香料使用。**

"饭后的香草茶"
有助于抗糖化和安眠

▶ **大部分香草都有很好的抗糖化作用**

我们饮食生活中经常碰到香草，如香草茶等。

关于香草，此前就有大量研究。一般认为，大部分香草都比较好，而且几乎都有预防糖化的成分。

因此，为了防止老化，我们可以通过将香草放入料理或泡入茶中等方式带到饮食生活之中。

至于选择什么样的香草，根据自己的喜好选择就好。

人体是一个十分精巧的存在，会在需要的时候对必要的东西自然而然地感到"很香"，不仅仅是对香草。

因此，如果想吃罗勒叶，那么选择罗勒叶就好。如果是喜欢香菜的人，那么选择香菜就好。

如果不喜欢香草，也就没有必要逼自己吃。

如今我们可以很轻易地买到香草，所以必要时只要选择自己想吃或者想喝的香草就可以。

此外，据说迷迭香、甘菊、薰衣草等不仅具有抗糖化成分，而且还含有镇静效果的成分，有助于人进入安眠。为了拥有一个良好的睡眠，建议大家可以在晚饭后喝点这些香草做成的香草茶来解解压。

　　注意，有些香草怀孕期间不能摄入过多，因此需要咨询医生后再用。

总结 ● **将喜欢的香草放入料理或者茶中充分食用。**

糖化篇

最强体格
问答

哪种饭后运动能防止
衰老？

饭后立即活动，糖分就能被消耗掉，
从而达到抑制血糖值上升的目的。
那么，高效降低血糖值的运动是以下哪种呢？

如果是饭后爬楼梯的话……

上
楼
梯

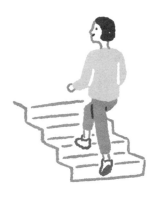

下
楼
梯

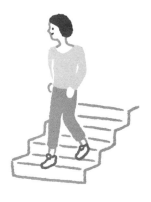

下台阶可以轻松拉筋

下台阶可以轻松拉筋

上台阶确实很辛苦，不仅需要调动肌肉，而且会让人气喘吁吁，给心脏带来巨大负担。

与之相比，下台阶的动作对心脏、肺部的负担较少，让人感觉舒服。实际上，作为拉筋训练，下楼梯的效果非常好。有一项试验对上台阶和下台阶进行比较，结果显示下台阶其实更容易引起肌肉酸痛。

肌肉分为快肌和慢肌两种，下台阶时缓解落地冲击是由快肌发挥作用。使用快肌会比使用慢肌消耗更多糖分，饭后下台阶可以强力地抑制血糖值上升。此外，锻炼快肌还可以使身体更容易消耗糖分。

不仅如此，报告还指出下台阶运动能够提高骨密度，从而使肌肉和骨骼都得到强化。

不过，这种运动容易让膝盖和脚踝疼痛。如果你缺少信心或者比较小心的话，可以减缓下台阶的速度，一步一步慢慢往下走。

如果饭后做有氧运动或者
拉筋运动的话……

1

饭后
20
分
钟
走

2

饭后
下蹲
10
次

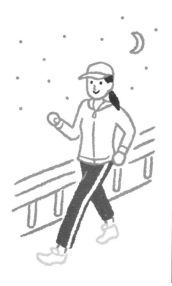

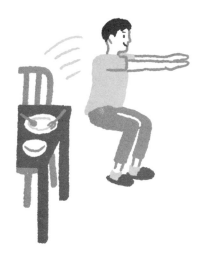

答 2

增加肌肉可以抑制糖化

增加肌肉可以抑制糖化

饭后，可以趁着血糖值还没上升太多就运动运动。不管什么运动，都可以抑制血糖值的上升。不过，考虑到效率问题，相比于散步这种有氧运动，建议大家试试拉筋。

做一做拉筋等无氧运动，可以大量消耗糖分。所以在饭后马上拉筋，就能预防中性脂肪的增加。

肌肉中有种类似容器一样用来储藏糖的东西。肌肉减少，这种容器随之变小，从而使糖充斥于血液中，致使血糖值上升。不过，通过肌肉拉伸来增加肌肉量，就可以让更多的糖存入肌肉之中。这样一来，血糖值就会下降，从而起到抑制AGE 的效果。

我们推荐的肌肉拉伸运动是下蹲。理由是活动大块肌肉集中的下半身，运动效率会更高。可以慢慢地用 12 秒下腰，然后再用 12 秒提腰。做 10 回，和散步 20 分钟的效果一样。放下筷子之后，马上就开始。

实际上非常重要!

认真刷牙

认真刷牙的效果

❶ **预防由牙龈炎症引发的**
牙周病。

❷ **预防因牙周病的炎症物质引发的**
心脏病、糖尿病和老年阿尔茨海
默病等疾病。

牙周病产生的炎症
会对全身健康带来负面影响。

牙周炎是牙周组织的慢性炎症。其炎症物质可以影响全身，
可能引发心脏病、糖尿病、阿尔茨海默病等疾病。认真刷牙
不仅可以预防牙周病的蔓延，还有助于预防其他疾病。

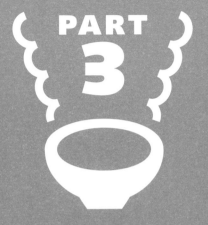

PART 3

预防 癌症 动脉硬化 阿尔茨海默病 等慢性疾病！

预防慢性炎症的饮食方式

虽然感觉不到症状，体内处处产生的慢性炎症却可以成为引发生活习惯病、癌症等各类疾病的诱因。本章，我们将介绍防止慢性炎症的饮食方法。其实，摄入有抗炎症作用成分的食物，才是关键。

要想不容易生病,
就早上来一杯咖啡!

▶ **早上摄入具有抗炎症成分的食物,就能降低一天的炎症风险**

要想预防动脉硬化、阿尔茨海默病等疾病,就必须抑制体内产生的慢性炎症。作为支撑这一效用的食品而备受关注的,就是咖啡。

日本国立国际医疗研究中心对大约 56 000 人进行了一项调查,结果显示:与几乎不喝咖啡的人相比,每天喝 3~4 杯咖啡的人,男性 2 型糖尿病的发病率降低了 17%,女性 2 型糖尿病的发病率降低了 38%。此外,美国某大学通过对 50 万男女的数据进行分析,发现与完全不喝咖啡的人相比,一天喝 2~3 杯和 4~5 杯咖啡的人其死亡率分别降低 8% 和 12%。

咖啡中含有绿原酸这种多酚物质,具有很强的抗炎作用。而抗炎作用与降低疾病发生率和死亡率有着密切关系。

喝咖啡的时间,我建议在早上。白天我们活动的时候身体会因各种原因容易产生炎症,要想预防这种情况,那么最好在早上提前摄取抑制炎症的物质。忙碌的早晨可以轻易获取的咖啡,就成了最佳选择。

不过,不建议选用含糖量过高的甜咖啡。因为,这类咖

早上摄入抗炎症的能量

咖啡中含有绿原酸等物质。早上就摄入这类具有抗炎症作用的物质，可以降低一天发生炎症的风险。

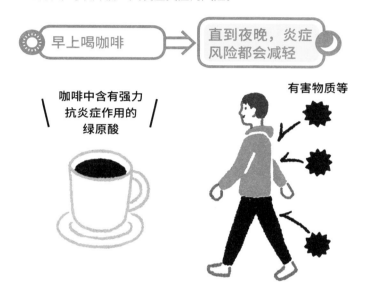

早上喝咖啡 → 直到夜晚，炎症风险都会减轻

咖啡中含有强力抗炎症作用的绿原酸

有害物质等

啡的 AGE 含量大约是速溶咖啡和普通咖啡的 3 倍。即使是普通咖啡，放置一个小时后其 AGE 含量也是刚泡好的咖啡的 8 倍以上。因此，建议喝刚泡好的不加牛奶和糖的咖啡。

此外，咖啡中含咖啡因，摄入过多的话容易导致失眠或者脉律不齐等问题，因此一天不要超过 5 杯。

总结 • 早上喝一些现做的咖啡。

连同橘白一起吃，
抗炎症成分不流失

▶ **橙皮苷可以抑制体内的炎症**

冬天的代表性水果就是"橘子"。橘子以维生素 C 含量丰富而为人熟知。

橘子的果囊里面有白色筋状物，如果吃的时候将其丢掉，是一种浪费。这是因为筋状物中富含"橙皮苷"这种十分宝贵的成分。

橙皮苷是中药中经常用到的陈皮的主要成分，欧洲的药物中也会使用这种成分。大家知道橙皮苷的抗氧化能力强，可以强化毛细血管并改善血流，降低 LDL 值。

近来，橙皮苷的抗炎症作用也受到了关注。其在抑制体内炎症、预防炎症引发的各类疾病方面的作用也备受期待。

橘子中有一种橙色的色素叫 β - 隐黄质。

对日本橘子产地之一静冈县滨松市三日町的居民进行的流行病学调查显示：经常吃橘子血液中 β - 隐黄质浓度高的人，各类疾病的发病风险明显降低，包括：因饮酒引发的肝功能损害，因高血糖引发的肝功能损害、动脉硬化，因糖尿病导致的胰岛素抵抗性（胰岛素功能）低下，以及女性闭经

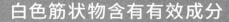

白色筋状物含有有效成分

白色筋状物和橘皮的内侧含有丰富的橙皮苷。由于内皮也有，所以应该连同内皮一起食用。

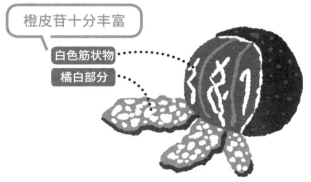

橙皮苷十分丰富

白色筋状物

橘白部分

▶ 橙皮苷的效用：

抗炎症　抗氧化　使血液流畅

后的骨质疏松症等。

　　橘皮内侧白色部分富含 β - 隐黄质，吃起来可能比较麻烦，但尽量不要将其扔掉，应将其和果肉一起食用。

总结 ● **吃橘子时应该将带有白色筋状物的内皮一起食用。**

"青鱼的脂肪"可以预防心肌梗死、阿尔茨海默病等各种疾病

▶ EPA、DHA 可以强力预防体内炎症

青鱼（指整个大类）大量的脂肪成分中含有 EPA（二十碳五烯酸）、DHA（二十二碳六烯酸）。这两种成分具有抑制炎症的作用，因而备受关注。

脂肪的成分，正确来说是"脂肪酸"。脂肪酸是构成脂肪的物质，人体无法合成的脂肪酸叫作"必需脂肪酸"。EPA 和 DHA 就属于这类。正因为叫作必需脂肪酸，所以必须从食品中充分摄取。

多吃青鱼，就可以让 EPA 和 DHA 在体内发挥抑制炎症的作用，从而达到预防疾病的效果。

DHA 具有促进大脑活性的效果，这一点大家比较熟知，而最近研究报告指出，EPA 则有抑制阿尔茨海默病的作用。

要想大脑的能量充足，那么就多补充一些 EPA 吧。

▶ 日本人健康的心脏和长寿得益于青鱼的恩赐

心肌梗死是一种由血栓引起的疾病。日本人心肌梗死的发病率要远远低于欧美人。

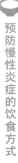

EPA 和 DHA 可以保护心脏和大脑

多吃一些富含 EPA 和 DHA 的青鱼,能抑制体内炎症,而且还能预防动脉硬化引起的心肌梗死、阿尔茨海默病等疾病。

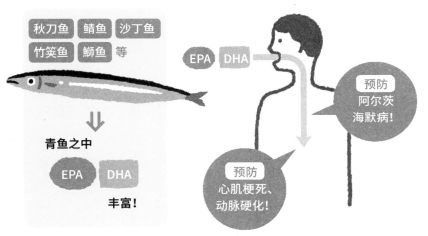

秋刀鱼 鲭鱼 沙丁鱼 竹笑鱼 鲕鱼 等

青鱼之中

EPA DHA

丰富!

EPA DHA

预防阿尔茨海默病!

预防心肌梗死、动脉硬化!

　　日本人经常吃鱼,从而摄取了 EPA 和 DHA,便是其中原因之一,这点毋庸置疑。

　　也有相关说法认为日本人长寿就是因为经常吃鱼的缘故。意大利也是一个人民精气神好且长寿人群多的国家,而且意大利也有鱼类摄入量多的地区。其中,鱼类摄取尤其多的南部地区,因其长寿者更多而受到关注。

▶ 理想的吃法是"刺身"

要想抑制炎症，从而预防各类疾病的发生，就应该积极摄入一些富含 EPA 和 DHA 的鲭鱼、竹笋鱼、秋刀鱼等青鱼。

一天的鱼肉摄入量应该在 50 克以上。盐烤秋刀鱼一条大约 120 克，盐烤鲭鱼一条有 100 克左右，因此一天吃一条秋刀鱼或鲭鱼即可。

最为理想的吃法是刺身。因为一旦烧烤后，鱼肉中不仅富含 EPA 和 DHA 的脂肪会脱落，而且 AGE 值还会升高。

应季鱼类脂肪中的 EPA 和 DHA 含量会变多。让我们通过吃刺身来充分摄取青鱼的营养吧。

吃青鱼罐头也能摄取这两种有益成分。

我推荐大家可以尝试鲭鱼水煮罐头。因为只是经过短暂的烹煮，其中 AGE 量很低，更没有加什么调味料，所以不用担心盐分摄入过多。此外，营养渗入到了汤汁中，因此建议连汤一起食用。当然，也推荐加入一点沙拉调料或者味噌。

由于味噌煮和甘露煮等罐头类食品糖分含量太多，尽量避免摄入。

EPA 和 DHA 的巧妙摄入法

1 吃刺身

生吃的话, EPA 和 DHA 就可以全部摄入人体。因此可以直接吃刺身, 或者吃拌了橄榄油的生牛肉片。

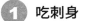
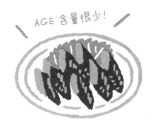

AGE 含量很少!

2 整个都吃

如果是小鱼的话, 可以连头吃下。这样, 不用说 EPA 和 DHA, 就连丰富的维生素 D 和钙吸收也会大大提高。

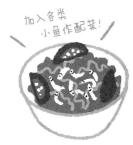

加入各类小鱼作配菜!

3 罐头的话连汤汁一起吃

罐头汁里有来自各类素材的营养, 吃的时候可以加点色拉调料或者味噌连汤带肉一起吃。

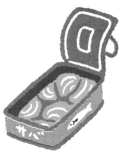

总结 ● 以刺身或罐头的方式可以充分摄取青鱼的营养。

要想预防疾病，
不妨吃生姜

▶ 加热之后抗氧化作用增强

从古时候开始，生姜不仅作为调料在使用，而且还被用于驱寒、健胃的中药之中。

生姜中含有丰富的姜辣素，该成分具有很好的抗炎症作用，对抑制慢性炎症有效。

当我们体内产生前列腺素这种物质的时候，就会出现炎症、疼痛等症状，而姜辣素可以阻碍前列腺素的合成，从而达到预防炎症的效果。

当生姜被加热或者干燥之后，姜辣素的一部分变成姜烯粉。姜烯粉对于"糖化"具有很好的预防作用，因而抗衰老效果很好。

如果你想获得抗炎症作用，那么既可以将生姜捣烂生吃或者切薄放入豆腐中，也可以将其作为刺身的配菜使用。生姜被捣碎后很容易氧化并损坏营养成分，因此建议在食用之前再捣。

如果你在意老化，或者想要获得生姜中的抗糖化能力，

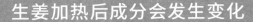

生姜加热后成分会发生变化

生姜中的姜辣素含量丰富,加热之后会产生大量姜烯粉。不过加热时间太长成分会遭到破坏,因此需要注意。

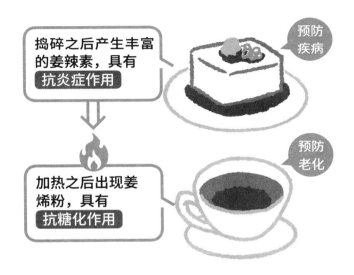

那么可以将其加热或者干燥后食用。不过，经过长时间高温加热后生姜中会产生其他成分，因此加热时间应该短点。

总结 • 将刚刚捣碎的生姜作为配菜。

吃"咔嚓"感的甜点
容易引发炎症

► 反式脂肪酸会增加患心肌梗死和糖尿病的风险

在做日式烧果子或者面包等轻食品时，会使用"起酥油"。起酥油名字源于具有"咔嚓感、酥脆感"的"shorten"这个词。它是以植物油为原料，通过氢化技术加工、生产出来。

氢化是在食品加工的时候，在常温下将液体的油制成固体或者半固体的一种加工技术，这一过程中会产生"反式脂肪酸"。人造黄油、食用涂脂、奶精等物质中就含有反式脂肪酸。

反式脂肪酸摄入过多，血液中的 LDL 就会升高，HDL 就会降低，从而使得血管容易发炎。其结果就是增加了患心肌梗死或者糖尿病的风险。

美国禁止使用含反式脂肪酸的油类，欧洲和亚洲的一些国家和地区也采取了相应的制度。不过，日本目前还没有相关规定。也许是日本人的饮食中脂肪的摄入量不太多，因此没有必要担心这个问题的缘故吧。

最近已经研发出了反式脂肪酸较少的起酥油、人造黄油，但是其中所含反式脂肪酸的具体含量仍然难以确认，所以建

很多时候，
反式脂肪酸是酥脆口感的来源

由植物油加工而成的起酥油、人造黄油之中含有诱发炎症的反式脂肪酸。

"咔嚓"的口感是因为反式脂肪酸多的"起酥油"所产生的。

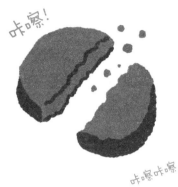

咔嚓！

咔嚓咔嚓

▶ 反式脂肪酸多的食品：

人造黄油 食用涂脂 奶精 起酥油 等

议大家尽量不要食用带有人造黄油、食用涂脂、奶精等成分的食品。在购买相关食品的时候要注意用料，控制人造黄油、食用涂脂、奶精等含反式脂肪酸的物质的摄入。

总结 ● 少吃"咔嚓"口感的甜点并减少人造黄油的摄入。

在咖喱中多放香料，
有助脑健康

▶ **姜黄素可以预防大脑的炎症**

咖喱的主要原料是姜黄。印度传统医学和中国传统医学将其作为具有药效成分的香料使用。姜黄的鲜黄色是由姜黄素这种色素成分导致的。

姜黄是一种多酚，因其强大的抗氧化作用而被人熟知，而近来其良好的抗炎症作用也备受关注。

盛传姜黄对阿尔茨海默病有效，对此全世界正在研究。一般认为阿尔茨海默病是因为大脑 β - 淀粉样多肽这种蛋白质积存所致。不过，最近研究表明该病并非源于 β - 淀粉样多肽本身，而是因为 β - 淀粉样多肽的积存会引起大脑的慢性炎症，从而有可能诱发阿尔茨海默病。

对小白鼠的研究显示：给小白鼠投喂姜黄素，可以有效阻碍 β - 淀粉样多肽的过多蓄积。

大量研究报告认为，香料和香草一样，都是含有有益健康成分的食材。

市场上卖的咖喱粉中香料比较少，大家可以购买自己喜欢的香料，尝试做一做自己喜欢的香料咖喱。除了抗炎症效

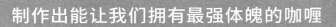

制作出能让我们拥有最强体魄的咖喱

咖喱经常被当成调料或者药物，是因为其中含有有益人体健康的成分。让我们在家里做出健康可口的咖喱吧！

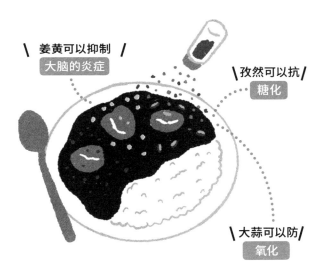

姜黄可以抑制
大脑的炎症

孜然可以抗
糖化

大蒜可以防
氧化

果之外，咖喱的抗氧化和抗糖化作用也值得期待。

不过，咖喱可能会让人一不小心吃入太多主食（米饭），这一点需要注意。

总结 ● **在咖喱里面多放香料。**

蘑菇能预防癌症和传染病

▶ **维生素 D 能预防癌症和传染病**

　　蘑菇是一种富含维生素 B_1、维生素 B_2、维生素 B_6，维生素 D 及大量膳食纤维的优质食材。最近，最受关注的就是其中的维生素 D 了。

　　日本国立癌症研究中心的报告显示，血液中维生素 D 浓度高的人，罹患肝癌、乳腺癌、卵巢癌等各类癌症的概率比较低，而维生素 D 的摄取，可以使癌症的发生率降低 20%以上。

　　本书第一章介绍了传染病症的预防方法。波士顿大学的一项研究报告认为：血液中维生素 D 的浓度和新冠肺炎传染病率有着明显关系，而血液中维生素 D 的浓度越高，因新冠肺炎引起的致死率就越低。维生素 D 之所以能够发挥预防病毒传染病的效果，大概是因为它具有强大的抗氧化作用，可以提高人体的免疫力。

▶ **多吃蘑菇，摄取维生素 D**

　　维生素 D 可以在体内合成。人的皮肤中就有维生素 D 前驱体，它在受到紫外线照射后就会产生维生素 D。不过，紫外线也是氧化的诱因之一，需要注意。因此，让我们多吃点蘑菇，积极补充维生素 D。其中，维生素 D 含量尤为丰富的

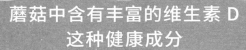

蘑菇因其有良好的抗炎、防癌作用而备受关注，不过近来它在抵抗新冠肺炎等传染病方面的价值也受到期待。

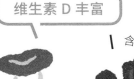

► 维生素 D 的作用
● 具有抗炎症作用
● 可以预防传染病

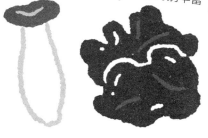

充分摄入维生素 D 的人，罹患癌症的概率会降低！

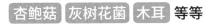

杏鲍菇 灰树花菌 木耳 等等

当属木耳，而杏鲍菇、灰树花菌中维生素 D 的含量也很可观。此外，维生素 D 也是促进钙吸收的必要物质，因此希望骨骼强健者应该多多摄取。

蘑菇无须过度清洗，否则会因吸水而影响蘑菇口感。主要将脏了的地方用厨房用纸擦掉，将含有碎石的地方切掉即可。蘑菇柄也有丰富的营养，不要扔掉。

多胺可以阻止炎症诱因物质的形成

最近，"多胺"这一物质因具有抑制炎症的作用而受到关注。蘑菇中的多胺含量丰富。引起炎症的直接原因是"炎症性细胞活素"，据了解多胺则可以阻止这一物质的合成。多胺还可以帮助人体吸收肠内营养和水分，同时具有防护功能，能够预防炎症诱因物质及变态反应原等侵入体内。由于多胺有上述助力作用，尤其是在提高防护功能方面有着重要作用，才成为抑制炎症的关键力量。

多胺不仅可以从蘑菇中摄取，而且还可以通过肠内的有益菌来合成。如果吃些膳食纤维或者发酵食品使得肠道有个良好的环境，就能促进多胺的合成，从而提高人体预防慢性炎症的能力。

不过，这种合成能力会随着年龄的增长而减弱。对各年龄段人群血液中多胺浓度的测量结果显示：60~80岁的人血液中多胺浓度远低于30~50岁的人；但是90~100岁及100岁以上长寿者血液中多胺浓度却接近30~50多岁的人。由此看来，多胺似乎确实和健康长寿有着密切关系。

除了蘑菇之外，多胺还广泛存在于大豆、小豆、纳豆、乳酪之中。吃些这类食物，让我们来补充因年龄增长而减少的多胺吧。

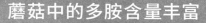

蘑菇中的多胺含量丰富

多胺可以使肠道活动提高两倍

肠道活动 1
吸收营养和水分

肠道活动 2
具有防护作用，可以排除有害身体的异物

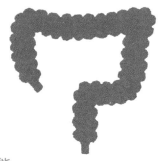

多胺有助于提高肠道防护功能
肠道除了吸收营养和水分之外，还有防止炎症物质进入体内的功能。
蘑菇中富含的多胺，就有提高这种功能的作用。

健康的肠道
可以产生多胺

多胺可由人体肠道内的有益菌合成，而随着年龄的增长这种合成能力会降低。因此，要想合成多胺，就应该重视肠道环境。

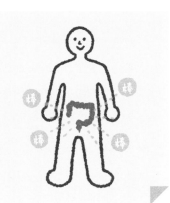

总结 ● **每天摄入蘑菇类食品。**

接近最强体魄

"糖减脂增" 减肥法

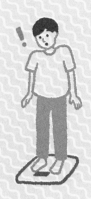

要想抑制慢性炎症，最主要的办法是"防止肥胖"。饮食中，最应该减掉的是糖分，多吃一点脂肪，其实反而比较好。

变胖之后容易引起慢性炎症

身体脂肪增加不仅仅是肉眼可见的观感问题。要知道，越胖越容易引发体内的炎症问题。

最近的研究表明，脂肪细胞不仅能存储脂肪，还可以分泌被通称为脂肪因子的物质，并对身体输送指令。令人惊讶的是，身体状态不同，脂肪因子的分泌也会出现差异。一般来说，标准体型会增加抑制炎症的脂肪因子，而肥胖人士则会增加引发炎症的脂肪因子。因此，胖人容易出现炎症，从而更易引发各类疾病。

> 丰满之人不可麻痹大意

▶ BMI 的计算方法:

体重（kg）➗【身高（m）✖ 身高（m）】

BMI		
不足 18.5	低体重
18.5~25	普通体重
25 以上	肥胖

> **超过 25，患病概率就会上升**

丰满之人需要注意！BMI 超标一点，患病的风险就会提高。因此希望大家做好体重管理，将 BMI 控制在 25 之内。

上述数据是根据日本肥胖学会的肥胖度分析得出的符合日本成人标准的算法。①

BMI 稍微超过 25 就需要注意

美国哈佛大学公共卫生学院和英国剑桥大学的研究团队研究认为：肥胖不仅是各种疾病的诱因，而且还很可能缩短人的寿命。他们从 1970 年到 2015 年，对 239 份涉及 1060 万人的数据进行分析，得出结论：肥胖指数的 BMI 越高，死亡风险就越大。

具体而言，BMI 每上升 5，死亡风险就增加 49%，因呼吸疾病死亡风险增加 38%，因癌症死亡风险增加 19%。

纵观整个死亡风险，BMI 在 22.5~25 之间的体重正常人群的死亡风险最低。然而值得注意的是，BMI 稍微超过 25，死亡率就会升高。以前，人们有说法认为稍微丰满一点的人更为长寿，但是上述研究表明 BMI 只要在 25 以上就得注意。

至于肥胖的原因，其实最应该关注的并非是脂肪而是糖分。从下一页开始，我们就来探讨顺利减糖从而控制血糖值上升的方法。

---

① 中国成人体重判定标准为，BMI < 18.5 为体重过低，18.5 ≤ BMI < 24.0 为正常体重，BMI ≥ 24.0 为超重。

减糖主要是早上摄入少量主食

肥胖的原因是糖！

只要早上少量摄入就好

　　长期以来，人们认为肥胖的原因是饮食中脂肪摄入过多，但实际上导致人们发胖的主要原因是糖分摄入过多。摄入糖分之后，血糖值会急速上升，而要想降低血糖值，身体就得分泌大量的胰岛素。胰岛素会使血液中的糖分变成脂肪，并会将用不完的糖分变成中性脂肪存入脂肪细胞。这就是肥胖的原因。

　　要想变瘦，每天糖分的摄取量应控制在 60 克左右为宜，同时建议主食的食用在早上进行。先吃蛋、纳豆等蛋白质，这样可以预防血糖值的快速上升，从而控制脂肪堆积。

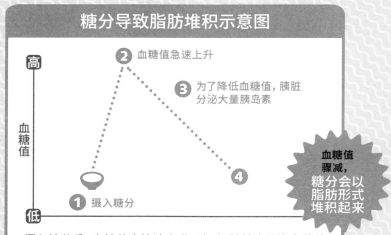

糖分导致脂肪堆积示意图

2 血糖值急速上升

3 为了降低血糖值，胰脏分泌大量胰岛素

血糖值

高

低

1 摄入糖分

4

血糖值骤减，糖分会以脂肪形式堆积起来

摄入糖分后，血糖值会快速上升。这时，胰脏会分泌大量胰岛素。胰岛素能使血液中的糖分变成脂肪，并不断堆积，从而导致脂肪增加。

增脂就是充分摄入肉类

脂肪竟然摄入不足！

实际应该吃点肉类这种健康食材

人体会将摄入过多的糖分转化成脂肪堆积起来，但是摄入的过量脂肪，却可以通过粪便排出而不留在体内。根据 2018 年的调查显示：日本人平均脂肪摄入量男性为 65.99 克，女性为 55.5 克。这种程度的摄入量其实是有些不足的，完全可以被人体消耗，不会残留在体内。为了弥补这种不足，建议多吃一点鱼类和肉类。

从最近的研究结果来看，"吃肉似乎能更长寿"。不过，有研究指出牛肉会提高患大肠癌的风险，所以多吃鸡肉、鱼肉比较好。

鱼类和其他肉类轮番摄取可以保持营养均衡

**以鱼类和鸡肉为主，
然后每周一次猪肉，每月一次牛肉**

鸡肉中的油酸、亚油酸含量丰富，且不会增加大肠癌发病风险。因此，建议将其和 EPA、DHA 含量丰富的鱼肉交替食用。此外，建议每周吃一次猪肉，每月吃一次牛肉。

▶ 一周吃鱼、肉类的均衡饮食表

周一	周二	周三	周四	周五	周六	周日
鸡肉	鱼肉	鸡肉	鱼肉	猪肉	鱼肉	鸡肉

每月一次把猪肉换成牛肉

增脂要会用橄榄油

橄榄油可以抑制血糖值快速上升，
是值得信赖的健康油

市场上售卖着各类有益身体的油类，但时至今日，只有橄榄油的健康效果通过大量研究得到了证明。

研究表明：在面包或者面食等含糖量多的食物中加入橄榄油，不仅可以使血糖值平稳上升，而且还能使脂肪不易堆积。此外，相关研究指出，橄榄油充足的地中海饮食在减肥方面的效果更加明显。

不过，并不是所有橄榄油都好。压榨过程中使用了无需加热的冷压技术的橄榄油可以放心食用。

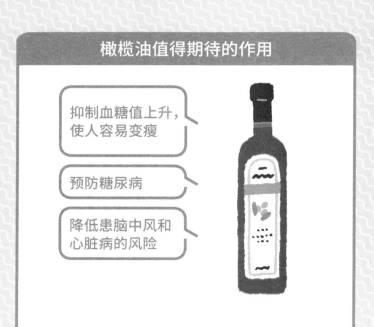

橄榄油值得期待的作用

抑制血糖值上升，
使人容易变瘦

预防糖尿病

降低患脑中风和
心脏病的风险

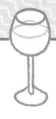

白葡萄酒
是优质的减肥食品

白葡萄酒的减肥作用

使人易瘦

数据显示：在酒类之中，白葡萄酒最容易使人瘦。白葡萄酒中含有能够清理肠道环境的有机酸，可以缓解便秘。

改善浮肿

白葡萄酒富含钾，而钾可以将体内多余的钠排出体外，从而改善浮肿。

喝点白葡萄酒血糖值就不易上升

"要想减肥就不能碰酒精"的说法真是大错特错。饮用一些红酒或者蒸馏酒，反而能让人更容易地瘦下来。

对饮用各类酒后血糖值变化的调查显示：喝完啤酒血糖值会上升，但喝完等量的红酒或者杜松子酒，血糖值几乎不会变化。也就是说，喝红酒和杜松子酒不易使脂肪堆积。此外，2004 年，德国研究人员发表了一篇论文，认为白葡萄酒的减肥效果尤其突出。这是因为，白葡萄酒富含能够改善肠道环境的酒石酸和苹果酸，从而使身体不易蓄积多余的物质。

因此，减肥的时候我们不妨适量摄入白葡萄酒。不过，甜白葡萄酒的糖分含量太多，因此建议选择辣味白葡萄酒。

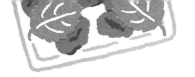

饮食方式的
烦恼和疑问

要想身体
最强的须知事项！

问

平时很忙，无法
"一天摄入 30 种食材"
怎么办？

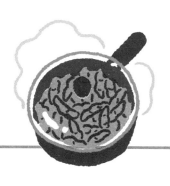

答

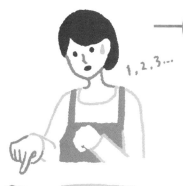

1,2,3...

不需要吃 30 种！

"一天吃 30 种食物"是 1985 年的事
了。现在，还有很多人笃信这一说
法。然而，当得知人们吃了 30 种食
材会容易摄入过量而导致肥胖人群
增加后，厚生劳动省在 2000 年就删
除了这一建议，并更改为"以主食、
主菜、配菜为基础，保持饮食平衡"
这一表述。因此，我们没有必要每
天吃 30 种食材。

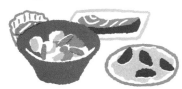

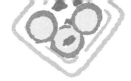

每天摄入的
蔬菜量
应该是多少？

用小碗盛 5 碗的量就可以

厚生劳动省建议"每天摄入的蔬菜类"应该在 350 克以上。如果将沙拉、凉菜、煮菜等用小碗计算，那么大概相当于 5 个小碗，然后分三餐食用就好。除了绿叶蔬菜之外，建议还应该吃一些蘑菇、海藻、魔芋等其他各类食材。

 ×5 碗 ≈ 350 克

颇受追捧的
白苏油和
亚麻籽油对
身体好吗？

医学界还没有验证

健康的油很受追捧，超市里也可以买到各种油类。其中，白苏油和亚麻籽油中因含有有益人体健康的 ω-3 脂肪酸而备受喜欢。然而，关于这些油的研究数据尚少，判断依据不足，因此难下定论。

问

为了健康，
就要戒酒？

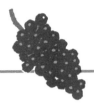

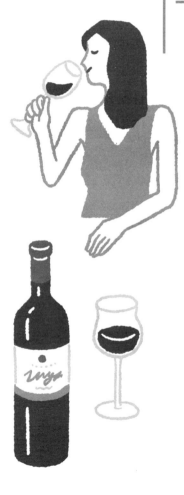

建议适量饮酒

一般人都会认为酒对人体有害，但不含糖的烧酒、威士忌等蒸馏酒和红酒有降低饭后血糖值上升的作用。要想减肥，喝点这种酒反而更好。适量饮酒，快乐无忧。

不过，拉面配酒会让血糖值快速上升，因此需要注意。

即使不喝酒的人，
也要注意水果引发的
"脂肪肝"！

水果中所含的果糖和白糖不一样，可以通过肝脏转化为脂肪。适当吃水果没问题，但一口气喝入大量果汁的话，果糖就会进入人体，人体消耗不了的果糖会被转移到肝脏形成脂肪。这是脂肪肝的诱因之一。

从营养品中摄取营养会对身体有害吗?

如果证明有效果就没关系

通过所有食物来摄入有益身体的成分确实很难，因此对于那些饮食摄入不足的成分，我们可以从营养品中补给。营养品要细心甄选，效果已经得到验证的话就可以放心。但是，营养品千万不能吃太多。

特别喜欢吃炸鸡和炸薯片，偶尔吃可以吗?

最好控制食用

炸鸡、炸薯片中不仅含有大量毒性很高的过氧化脂肪，而且还有不少加速老化的 AGE。此外，像薯片这种高温加热后的碳水化合物中含有容易诱发癌症的丙烯酰胺，都属于应该控制的成分。

食品添加剂，
是否都要
注意？

尽量避免

世界范围内乳腺癌的患病率不断增
加。法国的研究表明：吃添加剂多的
食品的人，其罹患乳腺癌的概率高。
目前，两者的因果关系尚难证明，甚
至有人认为无须担心，但是我建议尽
量避开食品添加剂。

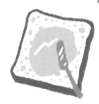

那么，
到底什么食物
对身体好呢？

和古代几乎没有区别的
食物

人体的结构是从远祖那里继承而来的
"程序设计"，因此吃的东西和古时
候没什么变化才比较有益身体。具体
而言，就是以捕获的鱼、动物肉和树
上的果实为主食，尽量保持少吃糖分
和加工食品的饮食习惯。

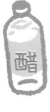

问

最近感到压力增加。
那么，心理状态和
饮食方式也有关系吗？

正确的饮食可以减压

糖分依赖是导致压力过大的重要原因。有的人一旦不摄入糖分就会感到焦虑，而且从此无法戒掉。这种情况下，如果按照本书所讲的正确饮食方法来做的话，不仅可以摆脱对糖分的依赖，还能够拥有一个抗压的好身体。正确饮食不仅关乎身体健康，而且关乎心理健康。

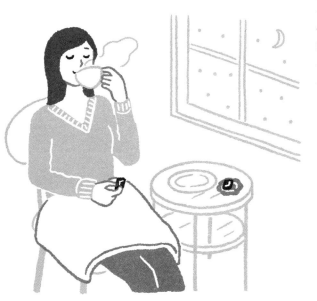